Katharina Meyer

**Körperliche Bewegung – dem Herzen zuliebe**

5. Auflage

Katharina Meyer

# Körperliche Bewegung – dem Herzen zuliebe

Ein Ratgeber für Herzpatienten

**5. Auflage**

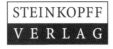

Prof. Dr. Katharina Meyer, MPH
Universitätspoliklinik für Endokrinologie,
Diabetologie und Klinische Ernährung
Inselspital
CH-3010 Bern

ISBN  978-3-7985-1895-7 Springer-Verlag Berlin Heidelberg New York

Bibliografische Information Der Deutschen Nationalbibliothek
Die Deutsche Nationalbibliothek verzeichnet diese Publikation in der Deutschen National-
bibliografie; detaillierte bibliografische Daten sind im Internet über http://dnb.d-nb.de abrufbar.

Springer Medizin
  Springer-Verlag GmbH, ein Unternehmen von Springer Science+Business Media

springer.de

© Springer-Verlag Berlin Heidelberg 2004, 2010
  Printed in Germany

Redaktion: Dr. Annette Gasser
Herstellung: Klemens Schwind
Umschlaggestaltung: deblik, Berlin
Satz: K+V Fotosatz GmbH, Beerfelden
SPIN 12723720
Gedruckt auf säurefreiem Papier 85/7231-5 4 3 2 1 0

# Vorwort

Seit über 40 Jahren hat sich die körperliche Bewegung als Therapie bei Herzerkrankungen bewährt. Bewegung wirkt günstig auf unseren ganzen Körper und unsere Seele. Richtig bemessen verbessert sie unsere Leistungsfähigkeit und unser Wohlbefinden und kann »Herzangst« abbauen. Die allmähliche Leistungserhöhung kommt nicht zuletzt durch eine verbesserte Ökonomie unseres Herzens und Kreislaufs zustande, welche durch moderne Medikamente noch potenziert wird. Gleichzeitig vermindert regelmäßige körperliche Bewegung praktisch alle kardiovaskulären Risikofaktoren, sodass z.B. eine Vorstufe der Zuckerkrankheit, das so genannte metabolische Syndrom, allein durch längeres und regelmäßiges Training völlig ausgeschaltet werden kann. Um diese erwünschten Effekte zu erreichen, muss der Patient über das »Warum« und »Wie« körperlicher Bewegung bei Herzerkrankung informiert sein.

Seit seiner 1. Auflage im Jahr 1992 ist dieser Ratgeber zu einem Standardbuch für Herzpatienten geworden. Forschung ist ständig im Fluss. Neue Erkenntnisse werden gewonnen, bisherige Betrachtungsweisen verändert, Empfehlungen neu formuliert. Diese 5. Auflage des Ratgebers wurde in allen Kapiteln überarbeitet und dem aktuellen Wissensstand angepasst.

Damit steht herzkranken Patienten eine die ärztlichen Empfehlungen begleitende Anleitung zur Bewegungstherapie zur Verfügung. In allgemein verständlicher Sprache werden wichtige Inhalte zur Theorie und Praxis der Bewegungstherapie vermittelt. Zum Beispiel beantwortet der Ratgeber klar und gezielt, wodurch das kranke Herz in seiner Belastbarkeit begrenzt ist, wodurch es überlastet werden kann, woran eine Überlastung zu erkennen ist und wie Überlastungen bei körperlicher Bewegung vermieden werden können. Es wird erklärt, wie Herzpatienten durch gesunde Lebensweise ihre Belastbarkeit und Leistungsfähigkeit verbessern, die Risikofaktoren senken und das Fortschreiten beispielsweise der Koronarerkrankung verlangsamen oder zum Stillstand bringen können.

Dieser Ratgeber zeigt Patienten mit Bluthochdruck, Herzinfarkt und Herzmuskelerkrankungen sowie nach Ballondilatation, koronarer Bypassoperation, Herzklappenoperation oder Herztransplantation ein individuell angemessenes Bewegungstherapieprogramm auf und gibt viele praktische Anleitungen.

Bern, im Herbst 2009                    Prof. Dr. Katharina Meyer, MPH

# Inhalt

Dieses Buch wendet sich natürlich gleichermaßen an Herzpatientinnen und
-patienten. Der besseren Lesbarkeit halber haben wir uns dazu entschlossen,
generell auf die weibliche Form zu verzichten. Wir hoffen auf das Verständnis
der Leserschaft für diese praktische, keinesfalls programmatische Entscheidung.

# Körperliche Bewegung bei Herzerkrankung

Körperliche Bewegung hat heute einen festen Platz in der Therapie chronischer Herzerkrankungen. So bei der koronaren Herzkrankheit und ihren Vorläufern, den Risikofaktoren Bluthochdruck, Fettstoffwechselstörungen und Zuckerkrankheit wie auch bei Klappen- und Herzmuskelerkrankungen.

In der Akutklinik haben Sie erfahren, dass körperliche Bewegung in Form einer Gymnastik im Bett, auf der Bettkante oder auf einem Stuhl sitzend sowie durch Gehen auf dem Stationsflur wesentlich dazu beigetragen hat, wieder »auf die Beine zu kommen«. Im Anschluss daran haben viele von Ihnen in einer ambulanten Rehabilitation oder Rehabilitationsklinik durch gezielte Bewegungstherapie eine weitere körperliche und seelische Stabilisierung erfahren. Die begonnene Bewegungstherapie kann aber nur den gewünschten Erfolg bringen, wenn sie regelmäßig weiter betrieben wird. Die Teilnahme an einer Herzgruppe ist hierzu ein wichtiger Schritt. Jedoch ist 1- bis 2-mal wöchentliches Üben und Trainieren in der Herzgruppe unzureichend, um z.B. eine erreichte körperliche Belastbarkeit zu erhalten bzw. zu verbessern oder das Fortschreiten der Koronarerkrankung zu verlangsamen bzw. aufzuhalten.

Hat Ihnen die körperliche Bewegung bislang Spaß gemacht und Sie obendrein erfahren lassen, dass sie Ihrem Wohlbefinden gut tut? Nehmen Sie dies als Anstoß, Ihren stillen Vorsatz, sich mehr zu bewegen, endlich wahrzumachen. Dieses Büchlein richtet sich an Patienten, die die akute Phase der Herzerkrankung überstanden haben und nun im Rahmen einer Rehabilitation für den Alltag fit werden wollen oder Patienten, die bereits entlassen sind und sich daheim – möglicherweise zusätzlich zur Teilnahme an einer Herzgruppe – körperlich bewegen wollen.

Dieser Ratgeber hilft Ihnen, das »Warum« und »Wie« einer »richtigen«, d.h. Ihrem Erkrankungsbild und der Schwere Ihrer Erkrankung angemessenen körperlichen Bewegung zu verstehen und leitet Sie in der Praxis an.

> Einmal erreichte körperliche und seelische Stabilität sind kein Kapital, aus dem Sie für immer Zinsen ziehen können, sondern Sie müssen stets aufs Neue etwas dafür tun.

**1**

Als Therapeutikum anwendbar ist körperliche Bewegung allerdings nur, wenn sie wie ein Medikament verabreicht wird:

- Sie muss ärztlich verordnet sein, unter Berücksichtigung der individuellen Problem- und Belastungssituation des erkrankten Herzens.
- Sie muss richtig ausgewählt werden, d. h. analog der Wahl hilfreicher Medikamente sind die für die individuelle Problem- und Belastungssituation geeigneten Bewegungsformen zu bestimmen.
- Sie ist genau zu dosieren, d. h. wie bei der Medikamentendosierung nach Stärke, Häufigkeit und Dauer der Einnahme sollte auch für die körperliche Bewegung die angemessene Intensität, Häufigkeit und Dauer festgelegt werden.

Körperliche Bewegung bei Herzerkrankung muss wie ein Medikament ärztlich verordnet, individuell angemessen ausgewählt und dosiert werden. Nur so können gesundheitliche Effekte erreicht bzw. eine Verschlechterung des Herzens durch Überlastung vermieden werden.

# Problemsituationen des Herzens, die Ihre Belastbarkeit begrenzen und zu Überlastungen führen können

Wir unterscheiden drei wesentliche Problemsituationen am Herzen, die durch eine Koronarerkrankung, eine Klappenerkrankung oder eine Herzmuskelerkrankung hervorgerufen werden können.

## Das erste Problem: der Sauerstoffmangel

Sauerstoffmangel hat seine Ursache in einer Einengung der Herzkranzgefäße. Die Einengungen entstehen durch Ablagerung von Fettpartikelchen oder Blutgerinnseln. Aber auch ein Spasmus, also eine momentane Verkrampfung in einem Gefäßabschnitt, kann Ursache sein. Der Sauerstoffmangel wird bedeutsam, wenn ab einer bestimmten körperlichen oder auch seelischen Belastung das Herz mehr Sauerstoff braucht, als es über seine verengten Gefäße bekommen kann. Ein Groß-

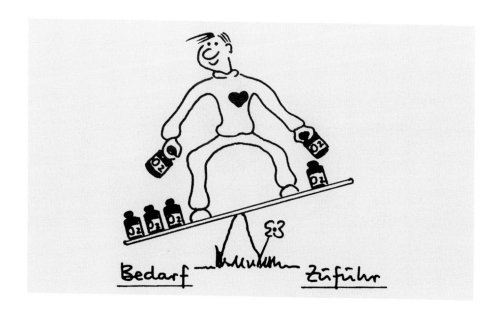

teil der Patienten spürt den Sauerstoffmangel durch individuell typische Beschwerden wie z. B. Brennen hinter dem Brustbein oder Druck über dem Herzen. Sauerstoffmangel ist jedoch nicht immer von Beschwerden begleitet. Unter Belastung kann also ein Sauerstoffmangel am Herzen vorliegen, ohne dass der Patient dies merkt.

Wie Sie eine solche Situation bei Bewegungstherapie und im Alltag vermeiden können, darauf gehen wir auf ▶ S. 19–24 ein.

## Die zweite Problemsituation betrifft den Herzmuskel selbst

Ein Herzmuskelproblem liegt vor, wenn beispielsweise ein Herzinfarkt eine große Narbe hinterlassen hat oder der Herzmuskel durch eine Entzündung oder toxischen Einfluss (z. B. chronischen Alkoholmissbrauch) geschädigt worden ist. Aber auch erblich bedingt kann der Herzmuskel krank sein. Eine Ausbeulung der Herzwand im Infarktgebiet, eine starke Vergrößerung des gesamten Herzens bzw. der linken Herzkammer allein, die die Hauptarbeit beim Pumpen des Blutes in den Körper zu leisten hat, verstärken das Herzmuskelproblem. Eine Herzvergrößerung beim Herzkranken ist nicht positiv zu bewerten wie beim Sportler. Beim Sportler vergrößert sich das Herz parallel zur Leistungssteigerung, beim Herzpatienten wird das Herz größer als Ausdruck einer Überforderung v. a. durch körperliche Belastung. Im Gegensatz zum Sportler führt eine Herzvergrößerung beim Patienten zu einer Pumpschwäche des Herzens, vergleichbar mit der Abnahme der Kompressionsleistung eines Motors. Auch diese Problemsituation verursacht dem Patienten selten spürbare Beschwerden. Erst kurz vor »Toresschluss«, wenn das Herz in eine sehr schlechte Pumpleistung abgerutscht ist, spüren Patienten oftmals eine abnehmende Leistungsfähigkeit sowie Atemnot (siehe ▶ S. 75).

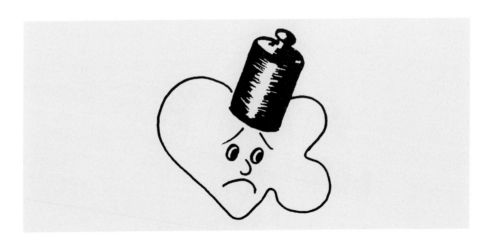

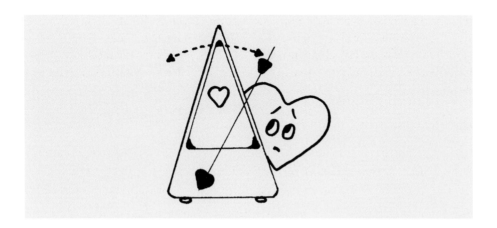

## Die dritte Problemsituation
## ist die eines unrhythmischen Herzschlags

Bei Patienten mit großer Herzinfarktnarbe oder schlechter Pumpfunktion beispielsweise finden wir häufiger ernst zu nehmende Rhythmusstörungen als bei Patienten ohne oder mit kleiner Infarktnarbe oder guter Pumpfunktion des Herzens. Bestimmte Formen von Rhythmusstörungen können unter Belastung verstärkt auftreten und das Leben des Patienten gefährden. Daher ist es unbedingt wichtig, die Grenzen Ihrer Belastbarkeit, die der Arzt Ihnen mitteilt, einzuhalten. Wie Sie dies tun, erfahren Sie auf ▶ S. 19–24.

Die drei Problemsituationen des Herzens können einzeln oder in Kombination vorkommen. Ganz gleich, was bei Ihnen zutrifft: Die körperliche Belastung, bei der ein Herz in Sauerstoffmangel gerät, die Größe der Herzinfarktnarbe oder des Herzens, die Pumpfunktion des Herzens, die Art und Häufigkeit ernst zu nehmender Rhythmusstörungen sowie andere Faktoren mehr entscheiden, welche Bewegungsarten für Sie geeignet sind, in welcher Intensität Sie diese Bewegungsarten durchführen können und ob Sie an einer Übungs- oder Trainingsgruppe (siehe ▶ S. 95) teilnehmen sollten. Damit Sie sich für die Aufnahme regelmäßiger Bewegung motivieren, erfahren Sie im folgenden Kapitel, welche positiven Wirkungen Bewegungstherapie nach Herzerkrankung bringen kann.

# Was können Sie durch Bewegung erreichen?

## Entlastung des Herzens

Entscheidend für das Erreichen gesundheitlich erwünschter Wirkungen ist die Ausdauerbelastung der Muskulatur. Damit kann ein durch Krankheit in seiner Belastbarkeit eingeschränktes Herz entlastet werden. Dies wird verständlich vor dem Hintergrund der Hauptfunktion des Herzens, den Organismus mit Blut zu versorgen. Ausdauertrainierende Muskeln lernen wirtschaftlicher zu arbeiten und treiben dadurch die Versorgungspumpe Herz weniger stark an. Das Herz braucht weniger schnell zu schlagen und muss als Pumpe sozusagen weniger Kompression aufbringen, um das Blut in den Kreislauf zu befördern. Durch diese Arbeitsentlastung braucht es auch weniger Sauerstoff. Hinzu kommt, dass dem Herzen einer trainierten Person mehr Sauerstoff angeboten werden kann. Diese beiden positiven Trainingseffekte – auf der einen Seite weniger Sauerstoffbedarf, auf der anderen Seite mehr Sauerstoffangebot – verbessern v. a. die Belastbarkeit eines Patienten mit verengten Herzkranzgefäßen. Die Entlastung des Herzens kann auch dazu führen, dass das Herz nun eine größere Menge Blut auswerfen kann als es vor Beginn der Bewegungstherapie möglich war.

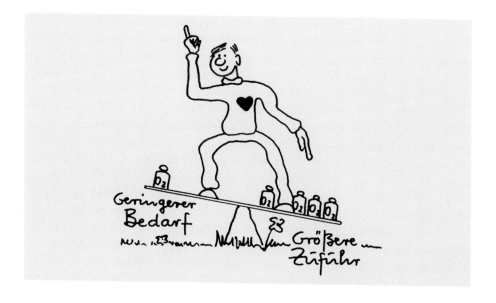

**3**

Gymnastik bewirkt auf eine andere Weise eine Entlastung des Herzens. Indem Sie durch Gymnastik üben und lernen, sich geschickter zu bewegen, führen Sie auch viele Bewegungen im Alltag geschickter aus, und Sie brauchen sich weniger anzustrengen. Dies bedeutet natürlich auch eine Arbeitsentlastung für das Herz.

Können diese Trainingseffekte zusätzlich zu vergleichbaren Wirkungen von Herzmedikamenten erreicht werden? Ja! Bei Patienten mit Sauerstoffmangel am Herzen, die Betablocker und Nitroglyzerin einnahmen und darüber hinaus trainierten, konnte eine Summation der Effekte erreicht werden. Gleiches wurde auch für Patienten mit Pumpschwäche des Herzens gefunden, die mit Medikamenten aus der Gruppe der ACE-Hemmer oder Betablocker behandelt wurden und gleichzeitig Bewegungstherapie betrieben.

## Beeinflussung der Risikofaktoren und Verbesserung der Gefäßsituation

Fünf bis 7 von 10 Herz-Kreislauf-Krankheiten könnten durch regelmäßige körperliche Bewegung und eine insgesamt gesündere Lebensweise vermieden oder hinausgezögert werden. Deshalb: Lernen Sie die krankmachenden Faktoren kennen und beginnen Sie etwas dagegen zu tun! Es lohnt sich zu jeder Zeit! Selbst wenn Sie bereits herzkrank sind, kann eine gezielte Bewegungstherapie erwünschte Veränderungen jener Risikofaktoren bewirken, die eine krankmachende (»verkalkende«) Wirkung auf die arteriellen Gefäße haben. Dies sind z. B. ungünstig veränderte Blutfette wie Cholesterin und Triglyzeride, Rauchen, Bluthochdruck, Störungen im Zuckerhaushalt und Bewegungsmangel.

Vor mehr als 15 Jahren haben Untersuchungen gezeigt, dass durch Reduktion der Aufnahme von Cholesterin, Senkung von Übergewicht, mehr körperliche Bewegung und einen schonenden Umgang mit empfundenem Stress das Fortschreiten der Gefäßverkalkung verlangsamt bzw. zum Stillstand gebracht oder sogar auch eine Rückbildung der Einengung (Regression genannt) in einem oder mehreren Herzkranzgefäßen erreicht werden kann. Da körperliche Bewegung zum einen als eigenständiger gesundheitsfördernder Faktor wirkt, zum anderen aber auch alle anderen o. g. Risikofaktoren positiv beeinflussen kann, ist von Interesse, wie viel Bewegung notwendig ist, um solche Effekte zu erreichen. Patienten, bei denen es im Verlauf eines Jahres zu keinem Fortschreiten der Gefäßverkalkung gekommen war, verbrauchten zusätzlich zum Energieverbrauch im Alltag etwa 1500 kcal pro Woche durch körperliche Aktivitäten in Freizeit und Sport. Dies entspricht täglich $5 \times 10$ Minuten Gehen in einem Tempo von etwa 3 km pro Stunde. Patienten, bei denen eine Rückbildung von arteriosklerotischen Gefäßveränderungen beobachtet wurde, hatten zusätzlich zur Alltagsbelastung 2200 kcal pro Woche durch körperliche Aktivitäten in Freizeit und Sport verbraucht; dies entspricht täglich etwa $5 \times 10$ Minuten zügigem Gehen in einem Tem-

| ◰ Positive Folgen des körperlichen Trainings | | | | | |
|---|---|---|---|---|---|
| Positive Folgen des körperlichen Trainings | | | | | |
| psychische Entspannung | Senkung des erhöhten Blutdrucks | Normalisierung der Blutfettwerte | Reduktion eines erhöhten Körpergewichtes | günstiger Einfluss auf den Blutzucker und dessen Regulation | Alternative zum Rauchen |

po von ca. 5 km pro Stunde. Nach jahrelanger regelmäßiger Bewegung (etwa nach 6 Jahren) sind solche Auswirkungen schon bei geringerem Bewegungsumfang zu erreichen, nämlich bei einem Energieverbrauch um 1800 kcal pro Woche.

## Wirkung von Bewegung auf die Blutfette

Cholesterin ist eine fettähnliche Substanz, die im menschlichen Körper zahlreiche wichtige Funktionen erfüllt. Sie ist z.B. ein Baustein von Hormonen und ein Bestandteil der Zellwände. Den weitaus größten Teil des Cholesterins bildet der Körper selbst, v.a. in der Leber. Cholesterin wird aber auch mit der Nahrung aufgenommen. Ist zu viel Cholesterin im Blut, kann es sich in den Gefäßwänden ablagern, wodurch die Gefäßverkalkung mit all ihren möglichen Folgen wie Angina pectoris, Herzinfarkt, Hirnschlag oder Verkalkung der Beinarterien gefördert wird.

Grundsätzlich gilt für Koronarpatienten: Je niedriger der Gesamtcholesterinspiegel ist, umso günstiger ist dies im Hinblick auf eine Verzögerung des Fortschreitens bzw. den Stillstand der Gefäßverkalkung. So werden heute Patienten, die bereits koronarkrank sind, Gesamtcholesterinwerte von unter 5,0 mmol/l empfohlen. Zusätzlich zum Gesamtcholesterin ist die Beachtung von 2 Untergruppen wichtig: des gefäßfreundlichen HDL-Cholesterins (von dem Frauen mehr als 1,2 und Männer mehr als 0,9 mmol/l haben sollten) und des gefäßschädigenden LDL-Cholesterins (von dem am besten Werte von unter 2,6 mmol/l anzustreben sind, wenn eine arterielle Gefäßerkrankung und/oder Diabetes mellitus vorliegen).

Um das Risiko für das Fortschreiten der Gefäßverkalkung und deren Folgekrankheiten zu vermindern, sollte das Verhältnis von Gesamtcholesterin zu HDL-Cholesterin unter 5 mmol/l liegen. Während das LDL sich in die Gefäßinnenwände einlagert und diese – vergleichbar mit einem verkalkten Wasserrohr – verengt, hemmt das gefäßfreundliche HDL-Cholesterin (vor allem die Unterfraktion $HDL_2$) das Eindringen von LDL-Cholesterin in die Gefäßwand. Zudem fördert es den Abtransport von LDL aus der Gefäßwand in die Leber, wo es verstoffwechselt wird. Bei Verminderung der Kalorienzufuhr und Fettaufnahme kann das HDL um das 2- bis 3fache ansteigen. Es ist also erstrebenswert, viel vom »guten« und wenig vom »schlechten« Cholesterin zu haben (siehe auch ▶ S. 91, Koronare Risikofaktoren bei Frauen).

Um dies zu erreichen, sollten Sie erstens Ihren täglichen Fettkonsum reduzieren, indem Sie auf versteckte Fette achten und cholesterinhaltige Lebensmittel wie Eigelb, Innereien, Meeresfrüchte u. a. zurückhaltend konsumieren. Zweitens ist darauf zu achten, dass die fetthaltigen Nahrungsmittel, die Sie aufnehmen, einen hohen Anteil an einfach oder mehrfach ungesättigten Fettsäuren sowie einen hohen Anteil an Omega-3-Fettsäuren aufweisen. Da letztere vor allem in Fischen vorkommen, sollte zweimal wöchentlich eine Fischmahlzeit gegessen werden (z. B. Makrele, Hering, Lachs). Bei Ölen sind Raps- und Olivenöl zu bevorzugen. Insgesamt wird empfohlen, nicht mehr als 300 mg Cholesterin pro Tag mit der Nahrung aufzunehmen. Neben dem Ernährungseinfluss sollte immer auch die körperliche Bewegung gegen das unerwünscht veränderte Cholesterin eingesetzt werden. Ausdauerbelastungen wie z. B. Radfahren, Gehen und Laufen oder Schwimmen erhöhen den Anteil des gefäßschützenden HDL-Cholesterins und hier insbesondere die Unterfraktion $HDL_2$, während sie den Spiegel des Gesamtcholesterins und des gefäßverkalkenden LDL-Cholesterins senken. Das LDL-Cholesterin setzt sich nämlich aus großen und kleinen Partikeln zusammen. Die kleinen Partikel schlüpfen leichter in die Gefäßwand als die großen und sind daher stärker gefäßverkalkend. Körperliches Ausdauertraining wandelt kleine LDL-Partikel in große Partikel um und wirkt so der Arteriosklerose entgegen.

Die Triglyzeride sind ein weiteres Blutfett, das als eigenständiger Risikofaktor für die koronare Herzkrankheit gilt. Triglyzeride wirken aber nicht nur gefäßverkalkend. Mit steigender Triglyzeridkonzentration im Blut verschlechtert sich auch der Fluss des Blutes, und die Neigung zur Gerinnung erhöht sich. Daher sind Patienten mit Arteriosklerose aufgefordert, Triglyzeridwerte von unter 1,7 mmol/l zu erreichen. Da Triglyzeride durch leichte Kohlenhydrate, also z. B. Zucker und zuckerhaltige Nahrungsmittel, sowie durch Alkohol aufgebaut werden, sollten Sie bedacht mit der Aufnahme dieser Nahrungsmittel umgehen. Aber auch regelmäßiges körperliches Üben und Trainieren ist wichtig, da dies ebenfalls zur Senkung erhöhter Triglyzeridwerte führen kann.

## Senkung des erhöhten Blutdruckes

In den Blutgefäßen braucht es einen gewissen Druck, damit das Blut im Kreislauf vorwärts fließt. Jeder Herzschlag löst eine Druckwelle aus, die in die Arterien weitergeleitet wird. Die Regulation des Blutdrucks erfolgt durch ein Zusammenspiel von Gefäßweite, Pumpkraft des Herzens und Blutvolumen. Der systolische (obere) Wert ist der maximale Druck in der Arterie, der durch den Herzschlag zustande kommt. Der diastolische (untere) Wert entspricht dem Druck in den Arterien zwi-

| ◘ **Welche Blutdruckwerte sind normal?** | | |
|---|---|---|
| | Systolischer (oberer) Wert | Diastolischer (unterer) Wert |
| Optimal | <120 mmHg | <80 mmHg |
| Normal | 120–129 mmHg oder weniger | 80–84 mmHg oder weniger |
| Hoch normal | 130–139 mmHg | 85–89 mmHg |

schen 2 Herzschlägen. Wenn bei mehreren Messungen in Ruhe Werte von 140/90 mmHg oder mehr vorliegen, spricht man von Bluthochdruck. Wird Bluthochdruck nicht behandelt, erhöht sich das Risiko für ein Fortschreiten der Gefäßverkalkung, einen erneuten Herzinfarkt oder Schlaganfall sowie der Schädigung von Nieren- und Augenarterien.

Von leichtem Bluthochdruck spricht man bei Werten zwischen 140/90 und 159/99 mmHg, von mittelschwerem Bluthochdruck bei Werten zwischen 160/100 und 179/109 mmHg.

Viele Patienten sind der Meinung, ein krankhaft erhöhter Blutdruck in Ruhe und bei Belastung könne nur durch Medikamente gesenkt werden. Zur Behandlung von Bluthochdruck gehören jedoch ebenfalls körperliches Ausdauertraining, Beseitigung von Übergewicht, Einschränkung der Salzaufnahme auf weniger als 6 g pro Tag (hier ist auch das in den Nahrungsmitteln versteckte Salz mitgerechnet) sowie die Senkung des Alkoholkonsums auf unter 20 g pro Tag bei Frauen und unter 30 g pro Tag bei Männern (das sind höchstens 1 bzw. 2 Gläschen Wein oder etwa 0,20 bzw. 0,3 l Bier).

Ferner ist es wichtig, mit Gefühlen des »Unter-Druck-stehens« in Alltagssituationen besser umgehen zu lernen.

Um das erkrankte Herz vor unerwünschten Belastungen durch einen zu hohen Blutdruck zu bewahren, wird bei vielen Patienten vor Beginn einer regelmäßigen Bewegungstherapie der Blutdruck durch Medikamente auf akzeptable Werte gesenkt. Regelmäßiges Ausdauertraining, etwa 30 Minuten täglich durchgeführt (siehe ► S. 19–24), kann bei Vorliegen eines Bluthochdruckes den systolischen Ruheblutdruck um etwa 10 mmHg und diastolischen Blutdruck um etwa 8 mmHg senken. Auch unter Belastung steigt v. a. der systolische Blutdruck bei Hypertonikern, die regelmäßig aktiv sind, weniger stark an. Dabei kommt Herzpatienten zugute, dass moderate Trainingsintensitäten zu größeren Senkungen des Blutdruckes führen als intensive Anstrengungen. Die Wirkung tritt durch Abschwächung der Aktivität des sympathischen Nervensystems ein, welches für Antrieb und Leistung verantwortlich ist. Hierdurch wird die Engstellung feiner Gefäße in der Muskulatur abgeschwächt. Darüber hinaus kann die Verminderung von Übergewicht zur Blutdrucksenkung beitragen. Eine Gewichtsabnahme von 5 kg hat eine Blutrucksenkung von durchschnittlich 10 mmHg systolisch und 5 mmHg diastolisch zur Folge. Sporttreibende Menschen leben häufig auch gesünder, was die Ernährung anbetrifft, und sie rauchen seltener. Auch über diesen Weg ist ein erhöhter Blutdruck günstig zu beeinflussen. Hört man allerdings bei erreichtem Erfolg mit dem Training auf, so stellen sich nach wenigen Wochen die ehemaligen unerwünscht hohen Blutdruckwerte wieder ein.

## Einfluss der Bewegung auf Störungen des Zuckerhaushalts

Im menschlichen Körper wird die aufgenommene Nahrung größtenteils in Glukose (Traubenzucker) umgewandelt, den wichtigsten Energielieferanten. Damit Glukose vom Blut in die Körperzellen gelangen kann, ist Insulin erforderlich. Insulin ist gewissermaßen der Schlüssel, welcher der Glukose den Zugang in die Zelle verschafft. Es ist ein Hormon, das in der Bauchspeicheldrüse gebildet wird.

Störungen des Zuckerhaushalts haben ihre Ursache in übermäßiger Ernährung und unzureichender körperlicher Bewegung. Das heißt, hier übersteigt die Kalorienaufnahme den Kalorien- oder Energieverbrauch. Um dem gesteigerten Glukoseangebot gegenzusteuern, muss eine erhöhte Menge an Insulin ausgeschüttet werden. Eine Zeit lang schafft die Bauchspeicheldrüse dies auch. Eine Folge der erhöhten Insulinproduktion ist jedoch, dass die Körperzellen nicht mehr ausreichend auf das Insulin reagieren; man spricht hier vom Zustand der Insulinresistenz. Sofern nicht mit körperlicher Bewegung zur Regulierung des Zuckerhaushaltes begonnen und gleichzeitig die Kohlehydrat- und Kalorienaufnahme reduziert wird, ist die Bauchspeicheldrüse irgendwann einmal überfordert, und sie wird dann zu wenig Insulin produzieren. Diesen Zustand nennt man Typ-2-Diabetes oder auch Zuckerkrankheit. Im Nüchternzustand gilt als Grenzwert für den Blutzucker ein Wert von 5,0 bis 6,7 mmol/l. Ein bis zwei Stunden nach dem Essen gilt der Blutzucker als noch normal, wenn er im Bereich von 7,2 bis 8,9 mmol/l liegt.

Häufig geht die Zuckerkrankheit mit Übergewicht, erhöhten Blutfettwerten und erhöhtem Blutdruck einher. Diese Kombination von Risikofaktoren wird »metabolisches Syndrom« genannt.

Sowohl die Insulinresistenz wie auch die Zuckerkrankheit fördern das Fortschreiten einer bestehenden Gefäßverkalkung und deren Folgen wie beispielsweise Herzinfarkt und Schlaganfall. Ganz gleich, ob die Problematik mit Tabletten oder Insulinspritzen behandelt wird, zu jeder Behandlung gehört: weniger Kalorien, weniger Kohlenhydrate und mehr muskuläre Bewegung. In den allermeisten Fällen kann die Entstehung des Typ-2-Diabetes durch regelmäßige muskuläre Aktivität vermieden werden! Durch körperliche Bewegung verbessern die Insulinrezeptoren ihre Ansprechbarkeit auf Insulin. Ferner verbraucht der Körper bei muskulärer Aktivität Glukose. Bewegung erhält auch die Muskelmasse oder baut Muskulatur auf. Dies ist wichtig, weil mehr als die Hälfte der Glukoseverwertung in der Muskulatur erfolgt.

Um sich als Patient mit Störungen im Blutzuckerspiegel oder mit Typ-2-Diabetes dauerhaft auf einen vernünftigen Blutzuckerspiegel einzustellen, protokollieren Sie am besten über Tage bis Wochen Ihre Blutzuckerwerte, die Dosis evtl. eingenommener »Zuckermedikamente«, den Umfang durchgeführter körperlicher Bewegung und wie Sie sich ernährt haben. Die Abstimmung aller Maßnahmen besprechen Sie dann mit Ihrem Arzt.

## Wirkung von Bewegung auf Übergewicht

Übergewicht ist bei den meisten Menschen das Resultat einer unangemessen hohen Kalorienzufuhr im Verhältnis zum Kalorienverbrauch. Es gilt als wichtiger, vermeidbarer Risikofaktor für die Gefäßverkalkung und die koronare Herzkrankheit. Übergewicht fördert aber auch die Entstehung von anderen Risiken für Herz und Gefäße wie Bluthochdruck, erhöhte Blutfette und Störungen des Blutzuckerspiegels.

Patienten mit einem Übergewicht von 15–20% weisen 2- bis 4-mal häufiger krankhaft erhöhte Blutfettwerte und 3- bis 4-mal häufiger die Zuckerkrankheit auf als Normalgewichtige. Ferner haben sie ein 3-mal höheres Risiko für die Entwicklung eines Bluthochdruckes als Personen mit Normalgewicht. Darüber hinaus belastet Übergewicht die Gelenke in unnötiger Weise und führt zu frühzeitigen Abnutzungserscheinungen, die wiederum die Ausübung von körperlicher Bewegung erschweren. Auch bedeutet jedes Kilogramm Körpergewicht über dem Normalgewicht für Ihr Herz unnötige Mehrarbeit.

Was heißt eigentlich »übergewichtig«? Einigermaßen genau kann man das Körpergewicht mit dem Körpermassenindex (abgekürzt BMI) abschätzen[1]. Für Männer wie Frauen jeden Alters liegt der BMI zwischen 20 und 24,9 in einem normalen Bereich. Dagegen werden Patienten mit einem BMI-Wert zwischen 25 und 30 als übergewichtig und solche mit BMI-Werten von > 30 als fettleibig (adipös) eingestuft.

Je nach Verteilung des Fettgewebes am und im Körper wird zwischen der »Apfelform« und der »Birnenform« unterschieden. Bei der Apfelform sammeln sich Fettzellen v. a. im Bauchbereich, bei der Birnenform im Hüft- und Oberschenkelbereich. Die Apfelform ist mit einem größeren Risiko für Zuckerkrankheit, Bluthochdruck und Koronarerkrankung verbunden als die Birnenform.

Um durch körperliche Bewegung 1 kg Fett abbauen zu können, ist ein Defizit von etwa 7000 kcal notwendig. Für die Bewegungspraxis heißt dies: Ein 75 kg schwerer Patient, der sein Herz nur mäßig intensiv belasten sollte, müsste beispielsweise über 9 Wochen täglich 30 Minuten eine Fahrradergometerbelastung

---

[1]  Sie berechnen den BMI folgendermaßen: Körpergewicht in Kilogramm geteilt durch Körpergröße (in Metern) im Quadrat (Beispiel 70 kg Körpergewicht und 1,70 m Körpergröße: 70 kg/[1,70 m × 1,70 m]).

mit 50 W durchführen. Ein Patient mit einem stärker belastbaren Herzen sollte über 4 Wochen etwa eine dreiviertel Stunde pro Tag zügig gehen, d. h. mit einem Tempo von ca. 5 km pro Stunde. Ein solcher Trainingsaufwand für so wenig Gewichtsabnahme wirkt zunächst wenig motivierend. Wenn ein Patient aber – zusätzlich zum Kalorienverbrauch im Alltag – regelmäßig 2 km pro Tag gehen und hierdurch ca. 140 kcal pro Tag verbrauchen würde, käme es zu einer beachtlichen Summierung des Energieverbrauchs innerhalb eines Jahres: 51 000 Kalorien könnten zu einem Abbau von ca. 7 Kilogramm Fettgewebe führen.

Positiver Nebeneffekt von körperlicher Bewegung ist, dass sie die Stimmung anheben kann, dadurch Essen und Naschen zur Kompensation seelischer Probleme verhindert bzw. vermindert wird. Ebenso kann körperliche Aktivität Ihre Gedanken an Essen und Appetit sowie auch Hungergefühle abschwächen. Und manch einer mag durch die sportliche Aktivität feststellen, dass es sich mit einem schlanken Bauch leichter bewegt – und wird hierdurch zum Abnehmen angeregt werden. Gesundes und nachhaltig erfolgreiches Abnehmen heißt, wöchentlich nicht mehr als 0,5 kg bzw. monatlich nicht mehr als 1–2 kg an Gewicht zu verlieren.

## Rauchen und Bewegung

Haben Sie eine koronare Herzerkrankung, so hängt das Fortschreiten der Gefäßerkrankung wesentlich davon ab, ob und in welchem Maße Sie das Rauchen in den Griff bekommen. Wenn Sie nach einem erlittenen Herzinfarkt weiter rauchen, so verdoppelt sich Ihr Risiko für einen erneuten Herzinfarkt gegenüber einem nicht mehr rauchenden Patienten, und es verdoppelt sich auch Ihr Risiko, an einem plötzlichen Herztod zu sterben. Patienten, die nach einer Bypassoperation weiterrauchen, versterben häufig früher als jene, die das Rauchen aufgeben.

Aber: Es ist nie zu spät, mit dem Rauchen aufzuhören. Das Risiko für Herz-Kreislauf-Erkrankungen hat sich bereits 1 Jahr nach Beendigung des Rauchens halbiert. Nach 3–5 Jahren (je nach Anzahl gerauchter Zigaretten) sind Sie sogar von der Risikolast befreit. Nur, wie ist ein Rauchstopp zu schaffen? Ein Teil der Patienten wählt die schrittweise Reduktion des Zigarettenkonsums, die Mehrzahl jedoch setzt von einem Tag zum anderen einen Schlusspunkt. Ehemals rauchende Patienten berichteten in diesem Zusammenhang aus eigener Erfahrung, dass regelmäßige Bewegung und Herzgruppenteilnahme den langfristigen Entwöhnungserfolg unterstützt haben.

# Funktion der arteriellen Gefäße und Ausbildung neuer Gefäße durch Bewegung

Die Innenbeschichtung der Gefäße, in denen sauerstoffreiches Blut fließt (Arterien), wird Endothel genannt. Das Endothel hat die wichtige Funktion, die Gefäße weit zu stellen und die Durchblutung an den jeweiligen Bedarf der Muskulatur oder eines Organs, z. B. des Herzens, anzupassen. Hierfür ist das Endothel in der Lage, Stoffe freizusetzen, welche zur Erweiterung der Gefäße führen. Einer dieser Stoffe heißt Stickstoffmonoxid, chemisch als NO bezeichnet. Damit NO freigesetzt werden kann, bedarf es einer Steigerung des Blutflusses beispielsweise durch Bewegung. Durch eine erhöhte Blutströmung wirken Scherkräfte auf die Gefäßwand, die den Reiz für das Endothel darstellen, einerseits NO zu produzieren und andererseits den Abbau von NO zu verlangsamen. Die Folge ist, dass der Gefäßwiderstand abnimmt. Das Herz muss weniger Kraft aufbringen, um das Blut in den Kreislauf zu pumpen, und mehr Sauerstoff gelangt an Herzmuskel und Arbeitsmuskeln.

Immer wieder wird von Patienten die Frage gestellt, ob körperliches Training zur Ausbildung neuer Gefäße am Herzen führt. Hinter dieser Frage steckt der Wunsch, dass die neuen Gefäße die Funktion jener Gefäße übernehmen, die wegen Verstopfung oder Einengung den Herzmuskel nicht mehr bzw. nur noch unzureichend versorgen können. In wissenschaftlichen Versuchen konnte man bei Tieren, deren Herzkranzgefäße künstlich verschlossen wurden, nach Ausdauertraining die Öffnung vorhandener, jedoch bislang noch nicht genutzter kleiner Gefäße beobachten. Auch für Koronarpatienten gibt Hinweise, dass sich neu aussprossende Kapillaren bilden und zu kleinen Arterien (Arteriolen) und größeren Arterien umformen.

## Bewegungseinfluss auf Progenitorzellen (Stammzellen) ist vielversprechend

Die Gefäßfunktion nicht nur abhängig von Zellen, die in der Gefäßwand ansässig sind, sondern auch von zirkulierenden Zellen, die vom Knochenmark gebildet werden, also von Stammzellen. Für eine spezifische Subgruppe dieser Stammzellen konnte gezeigt werden, dass sie die Endothelfunktion verbessern, Gefäße reparieren können, die Arteriosklerose hemmen und nach Herzinfarkt sogar die Pumpfunktion der linken Herzkammer verbessern können. Diese Zellen werden endotheliale Progenitorzellen genannt. Bei solch vielversprechenden Ergebnissen stellt sich die Frage, ob körperliches Training einen positiven Einfluss auf diese Progenitorzellen hat.

Bei Mäusen, die über 5 Wochen täglich 30 Minuten im Laufrad trainiert wurden, zeigte sich, dass die Menge an endothelialen Progenitorzellen im Blut im Vergleich zum Zustand vor Trainingsbeginn um das Zweieinhalbfache und im Knochenmark um das Eineinhalbfache erhöht war. Auch bei Patienten mit Koronarerkrankung, die über 4 Wochen auf dem Fahrradergomenter Ausdauertraining absolvierten, konnte die Anzahl der Progenitorzellen um durchschnittlich 78% erhöht werden, und der Abbau der Zellen nach Training war um 41% geringer. Dies weist darauf hin, dass regelmäßiges körperliches Ausdauertraining bereits nach wenigen Wochen auf molekularer Ebene des Körpers, also auf der Ebene kleinster Stoffeinheiten, zu wirken scheint.

## Bewegung beeinflusst auch die Blutgerinnung

Bei vielen Patienten findet man vor dem Infarkt ein durch Verkalkung teilweise verengtes Gefäß, welches sich letztlich durch ein Blutgerinnsel völlig zusetzt und zum Absterben des zu versorgenden Herzmuskelgebietes führt. Regelmäßiges Ausdauertraining kann in erwünschter Weise auch in die Blutgerinnung eingreifen. Es vermindert die Neigung der Blutplättchen, sich zu verkleben und an der Gefäßwand anzuhaften. Es verlängert auch die Blutgerinnungszeit. Allerdings werden solche Effekte erst nach mehreren Monaten eines 3- bis 5-mal wöchentlichen Ausdauertrainings erreicht. Regelmäßiges Ausdauertraining befähigt das Blut auch, besser zu fließen. Dies wird dadurch ausgelöst, dass die scheibchenförmigen roten Blutkörperchen lernen, sich besser zu verformen, wenn sie durch das enge Gefäßnetz »rollen«. Da die roten Blutkörperchen den Sauerstoff an die Bedarfsorte im Körper transportieren, wird mit dem besseren Fließen des Blutes auch eine verbesserte Versorgung des Körpers mit Sauerstoff erreicht.

Es gibt jedoch auch gegenteilige Wirkungen von körperlicher Bewegung, nämlich die Förderung der Gerinnselbildung. Dies kann bei sehr intensiven Belastungen wie beispielsweise dem Squashspielen oder dem wettkampfmäßigen Fußball der Fall sein. Beispielsweise erlitten Patienten nach ungewohnter intensiver körperlicher Belastung, etwa beim Fußballspielen, einen Herzinfarkt, obwohl sie weitgehend freie Herzkranzgefäße hatten (siehe auch ▶ S. 44). Hier war nicht die Gefäßverkalkung der Grund für den Infarkt, sondern ein Blutgerinnsel, das zur Verstopfung eines Gefäßes und damit zum Absterben des zu versorgenden Herzmuskelbezirks führte. Auffallend war, dass die meisten dieser Patienten rauchten. Intensive körperliche Belastung in Verbindung mit dem Kohlenmonoxid der Zigarette kann Blutgerinnungsstörungen bewirken, die letztlich zu einem Gefäßverschluss mit einhergehendem Herzinfarkt führen können.

## Körperliche Bewegung senkt die Zahl
## von Herzinfarkten und Herztodesfällen

Im Vergleich zu Menschen mit sitzender Lebensweise erleiden körperlich aktive Menschen etwa nur halb so häufig einen Herzinfarkt, den sie überleben, und 1/3 bis halb so häufig einen tödlichen Herzinfarkt. Auch bei Vorliegen einer koronaren Herzkrankheit, nach Bypassoperation oder Ballondilatation kommen unter körperlich aktiven Patienten um ein Drittel weniger Todesfälle infolge der Koronarerkrankung vor als bei inaktiven Patienten. Die positive Wirkung der Bewegung trifft v. a. dann zu, wenn zur gewohnten körperlichen Bewegung im Alltag zusätzlich 2000–2200 kcal pro Woche durch muskuläre Aktivität jeglicher Art verbraucht werden. Dies entspricht einem Zeitaufwand von wöchentlich 4–5 Stunden Aktivität von mäßiger Intensität. Sehr aktive und fitte Menschen haben den größten Schutz vor Herz-Kreislauf-Krankheiten, jene mit sitzender Lebensweise und geringer Fitness den geringsten Schutz. Die Begründung liegt vor allem in den positiven Effekten der Bewegung auf die Risikofaktoren der Gefäße und auf die Gefäßfunktion (siehe ▶ S. 9–14).

Wenn bereits eine Erkrankung der Herzkranzgefäße vorliegt oder ein Herzinfarkt erlitten wurde, versterben Patienten, die sich regelmäßig körperlich bewegen und auch sonst gemäß therapeutischer Empfehlungen leben, etwa um ein Viertel seltener als Patienten, die sich nicht entsprechend verhalten.

## Bewegung baut Herzangst ab

Die positiven Wirkungen von Bewegung beschränken sich jedoch nicht nur auf körperliche Effekte. Nach der Akutphase einer lebenslang bleibenden Erkrankung wie dem Herzinfarkt ist die Wiederherstellung des durch Krankheit »gebrochenen« Selbstvertrauens und Selbstwertgefühls eines Patienten ganz wichtig für sein zukünftiges Leben. In diesem Zusammenhang ermöglicht körperliche Bewegung das Erleben, »doch noch etwas mit seinem Körper anfangen zu können« und baut so Herzängste ab, die die Erkrankung hinterlassen hat. Diese positiven Effekte kann jeder Patient erfahren, da sie unabhängig sind von der Intensität einer Belastung, die sich ein Patient zumuten kann. Das heißt, nicht nur Patienten, deren Herz wenig geschädigt ist und die sich wieder hoch belasten dürfen, erfahren Angstabbau und Selbstsicherheit durch Bewegung, sondern ebenso Patienten, deren Herz erheblich in Mitleidenschaft genommen wurde und die sich deshalb nur gering belasten können.

Auch die menschlichen Kontakte mit anderen Betroffenen bei der gemeinsamen Bewegungstherapie in der Rehabilitation oder Herzgruppe werden von vielen Patienten als wertvolle Hilfe bei der Zurückführung aus dem sozialen Abseits im Kranksein in ein »normales Leben« empfunden. Über diese Wirkungen hinaus

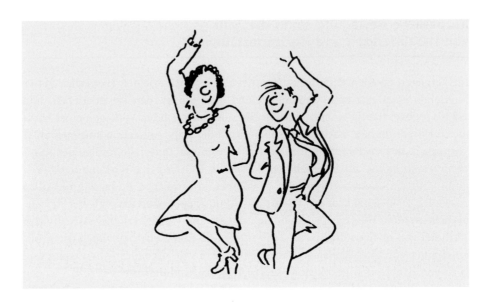

ermöglicht Bewegungserfahrung einen erlebbaren Zugang zum eigenen Körper. Sie schafft damit günstige Ansätze für die Entwicklung einer gesünderen Lebens- und Verhaltensweise: Wer seinen Körper in der Bewegung erlebt, tut sich leichter, mit dem Rauchen aufzuhören, auf sein Gewicht und eine gesunde Ernährung zu achten oder sich mehr Entspannung und Erholung zu gönnen. All dies ist wichtig, um Wohlbefinden und Lebensqualität zu erfahren und obendrein ein Fortschreiten der Koronarerkrankung zu verlangsamen bzw. zum Stillstand zu bringen.

Neben diesen positiven Effekten birgt körperliche Bewegung aber auch die Gefahr, in altes Fahrwasser zurückzugleiten. Dies trifft vor allem für leistungsbezogene Patienten zu, denn diese versuchen häufig, mit allen Mitteln des körperlichen Trainings die durch Krankheit verlorene Leistungsfähigkeit und das alte »Ich« zurückzugewinnen. Hierdurch unterstützen sie jenes Leistungsverhalten, welches in die Krankheit geführt hat.

# Die praktische Bewegungstherapie

Im Folgenden werden Sie als Koronarpatient, Klappenpatient, Patient mit Pumpschwäche des Herzens oder als herztransplantierter Patient erfahren, welche Bewegungsarten aus sportmedizinischer Sicht sinnvoll sind. Sie erfahren auch, welche Belastbarkeit ein erkranktes Herz aufweisen sollte, um bestimmte Bewegungsarten ausführen zu können, welche Vorteile und Risiken die einzelnen Bewegungsarten kennzeichnen und wie Sie sich belasten, ohne sich zu überlasten oder aber zu unterfordern (ab ▶ S. 25 werden für die genannten Patientengruppen zusätzliche Besonderheiten beschrieben). Welche der auf ▶ S. 7–18 dargestellten Wirkungen eintreten und in welchem Ausmaß positive Effekte zu erwarten sind, hängt letztlich davon ab, wie gezielt Sie Ihre körperliche Bewegung betreiben. Es ist weder ratsam, bewegungsfaul zu wenig zu tun noch sich eigenmächtig mehr zuzumuten, als Ihnen Ihr Arzt oder Bewegungstherapeut empfohlen haben. Die geeigneten Ausdauerbewegungsarten wie z. B. Radfahren, Gehen, Laufen oder Schwimmen sollten in einer Intensität, also in einem Maß der Anstrengung durchgeführt werden, welches Ihr Herz aufgrund diagnostischer Untersuchungsergebnisse momentan sowie langfristig ohne Überlastung verkraftet.

## Wie soll ich beim Training vorgehen?

Jedes Bewegungstraining sollte aus 3 Teilen bestehen:
1. der Einstimmung des Körpers,
2. dem Hauptprogramm, welches Ausdauerbelastung, Muskelaufbautraining und Gymnastik beinhaltet und
3. der Erholungsphase.

**Zu 1. Aufwärmphase.** Im Fernsehen oder auf dem Sportfeld sehen Sie, dass kein Sportler in den Wettkampf geht, ohne sich vorher »einzulaufen« oder »aufzuwärmen«. Durch ca. 5–7 Minuten leichte Belastungen sollen Kreislauf, Atmung und Stoffwechsel an die kommenden Belastungen gewöhnt werden. Ein eingestimmter Organismus wird besser mit Sauerstoff versorgt. Dies betrifft auch das Herz, indem eine verstärkte Durchblutung der Herzkranzgefäße erreicht wird. Die Temperatur der Skelettmuskulatur nimmt zu, hierdurch werden die Muskeln geschmeidiger und weniger verletzungsanfällig.

- Zur Aufwärmung für eine *Gymnastik* bieten sich leichte Schwungübungen der Arme und Beine sowie Beuge- und Streckbewegungen in den großen und kleinen Gelenken des Körpers und in der Wirbelsäule an.
- Vor einem *Geh-* und *Lauftraining* empfehlen sich Gehen bzw. Laufen in kurzem Wechsel sowie v. a. die Dehnung der Wadenmuskulatur. Dazu nehmen Sie die Schrittstellung ein und drücken vorsichtig die Ferse des nach hinten gesetzten Beines auf den Boden.
- Wollen Sie ein Ausdauertraining auf dem *Fahrradergometer* oder durch *Radfahren* im Freien durchführen, so steigern Sie die Belastung innerhalb der ersten 3 Minuten kontinuierlich bis an die verordnete Belastungsstufe bzw. an das laut Trainingsherzfrequenz (siehe ▸ S. 21) empfohlene Tempo heran.
- Bevor Sie mit einem *Schwimmtraining* beginnen, empfiehlt sich zur Einstimmung das Gehen im Wasser mit Schwimmbewegungen der Arme.

**Zu 3. Erholungsphase.** Durch die Erholungsphase sollen v. a. Herz und Kreislauf von der vorausgegangenen Ausdauerbelastung schonend entwöhnt werden. Beim Fahrradergometertraining oder Radfahren im Freien vermindern Sie innerhalb der letzten Belastungsminuten die Wattstufe auf dem Ergometer bzw. das Radeltempo. Nach Beendigung eines Dauerlaufs sollten Sie langsam weitergehen, und nach dem Schwimmen sollten Sie so lange im Wasser bleiben, bis Ihre Herzschlagzahl annähernd die gleichen Werte wie vor Beginn erreicht hat.

## Welche Bewegungsarten sind für mich geeignet?

Verbreitete Ausdauersportarten sind Gehen bzw. Wandern, Joggen, Radfahren, Fahren auf einem Standfahrrad (Ergometer), Schwimmen und Skiwandern. Jedoch ist nicht jede der genannten Ausdauersportarten für jeden Patienten empfehlenswert. Wie bei der Verordnung eines Medikamentes muss auch in der Bewegungstherapie gefragt werden: Welche Bewegungsart ist für die Problem- und Belastungssituation Ihres erkrankten Herzens geeignet und über dies hinaus auch für Ihre körperliche und psychische Gesamtsituation sinnvoll? Diese Frage sollte stets unter Berücksichtigung aller von Ihnen vorliegender Untersuchungsbefunde beantwortet werden. Aus diesen Untersuchungsergebnissen ermittelt der Arzt die Belastbarkeit Ihres Herzens und damit die Belastungsintensität, die Sie Ihrem Herzen ohne Bedenken in der Bewegungstherapie zumuten können. Die Belastbarkeit wird in Watt angegeben; Watt bezeichnet – wie bei der Glühbirne – eine

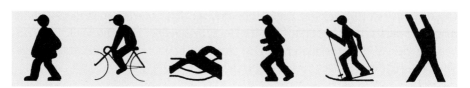

| ▪ Belastbarkeit für Bewegungstherapie | |
|---|---|
| in Watt (W) | Watt pro kg Körpergewicht* |
| < 25 W | bzw. ≅ 0,2 W pro kg |
| 25 W | bzw. ≅ 0,3 W pro kg |
| 50 W | bzw. ≅ 0,7 W pro kg |
| 75 W | bzw. ≅ 1,0 W pro kg |
| ≥100 W | bzw. ≥ 1,3 W pro kg |

\* Die Angaben beziehen sich auf eine Person von etwa 75 kg Körpergewicht

Leistung. Diese Wattzahl sollte allerdings auf Ihre Kilogramm Körpergewicht bezogen werden, da das Körpergewicht bei der Ausübung vieler Bewegungsarten getragen werden muss und somit die entstehende Belastung für das Herz mit beeinflusst.

Die unten stehenden Watt-Angaben führen Sie durch die folgende praktische Bewegungsanleitung und zeigen Ihnen, welche Bewegungsarten für Ihre Belastbarkeit aller Erfahrung nach geeignet sind:

| < 25 W | 25 W | 50 W | 75 W | ≥100 W |
|---|---|---|---|---|

Und so gehen Sie vor: Fragen Sie Ihren Arzt nach Ihrer Belastbarkeit in Watt, und suchen Sie *die* Watt-Angabe aus, welche Ihrer Belastbarkeit am nächsten kommt. Wenn die ab ▶ S. 25 aufgeführten praktischen Bewegungsarten »Ihre« Watt-Angabe tragen, so sind diese Bewegungsarten in der Regel für Sie geeignet.

## Mit welcher Intensität soll ich mich belasten?

Wenn Sie nun wissen, welche Bewegungsarten für Sie geeignet sind, stellt sich die Frage, in welcher Intensität Sie diese ausüben dürfen, d.h. in welchem Tempo Sie beispielsweise radfahren, laufen oder schwimmen sollten. Das »richtige Maß der Anstrengung« kann durch die sog. *Trainingsherzfrequenz* vorgegeben werden. Sie ist jene Herzschlagzahl, die Sie bei Ausdauerbelastungen erreichen können und sollten. Die Trainingsherzfrequenz wird für jeden Patienten unter Berücksichtigung aller Untersuchungsergebnisse dort festgelegt, wo eine Überlastung in aller Regel ausgeschlossen ist. Die Höhe der Trainingsherzfrequenz kann von Patient zu Patient unterschiedlich sein. Dies ist z.B. durch die unterschiedliche

Schwere der Herzerkrankung, die unterschiedlichen Medikamente und das unterschiedliche Alter der Patienten bedingt.

Für Herz-Kreislauf-Gesunde wird die Trainingsherzfrequenz nach der Formel »180 minus Lebensalter« berechnet. Ein Beispiel: 180–65 Jahre = 115 Schläge pro Minute gilt für einen 65-Jährigen als Trainingspuls. Die so ermittelte Trainingsherzfrequenz berücksichtigt nicht die erkrankungsbedingte Einschränkung des Herzens und ist somit für Herzpatienten ungeeignet. Fragen Sie Ihren Arzt nach Ihrer Trainingsherzfrequenz. Lautet sie beispielsweise 100 ± 5 Schläge pro Minute, so können Sie in einem solchen Tempo gehen, laufen, radfahren usw., dass Ihr Herz zwischen 95- und 105-mal in der Minute schlägt.

Trotz Berücksichtigung der Trainingsherzfrequenz können Herzbeschwerden auftreten, was z. B. mit einem Wetterumschwung, akuten Sorgen und Problemen oder einem schlechten Schlaf zusammenhängen kann. In diesem Fall unterbrechen Sie die Belastung, lassen den Schmerz abklingen und setzen evtl. die Bewegung mit einer geringeren Intensität fort. Sollten neuerlich wiederholt Herzbeschwerden während der Belastung im Bereich Ihrer Trainingsherzfrequenz auftreten, so sollte die Bewegungstherapie nicht eher fortgesetzt werden, bis diese Beschwerden ärztlich abgeklärt sind.

## Darf ich mich nach Gefühl belasten?

Unter Herzpatienten und selbst unter vielen Bewegungstherapeuten und Übungsleitern ist folgende Meinung verbreitet: So lange ein Patient keine Herzbeschwerden verspürt und sich wohl fühlt, kann keine Belastung zu viel sein. Dies ist ganz und gar nicht so. Viele Patienten haben bei der Bewegungstherapie und im Alltag keine Beschwerden, obwohl sie dem Herzen bereits mehr zumuten, als es ohne akute oder langfristige Verschlechterung seiner Herzsituation verkraften kann (siehe ► S. 3 u. 5). Beschwerdefreie Patienten neigen häufig dazu, ihre eigene Belastungsfähigkeit zu überschätzen und bei körperlicher Anstrengung das Ausmaß der Belastung für Herz und Kreislauf zu unterschätzen. In der Folge fühlen sich manche Patienten bei der ärztlich verordneten Belastung unterfordert. Hieraus lässt sich folgern: Jeder Patient sollte die Intensität körperlicher Belastungen primär anhand seiner Herzfrequenz kontrollieren und einstellen. Im Laufe von Wochen und Monaten wird sich beim Radfahren, Gehen oder Schwimmen ein Gefühl für das »richtige Tempo« entwickeln, welches ergänzend zur Trainingsherzfrequenz Sicherheit geben wird.

## Wann darf ich die Belastungsintensität steigern?

Zu Beginn der Bewegungstherapie erreichen Sie beispielsweise bei einer Trainingsbelastung von 50 W auf dem Fahrradergometer eine Herzfrequenz von 105 Schlägen pro Minute. Nach 3 Monaten des Trainings steigt die Herzfrequenz bei gleicher Belastung und unveränderter Medikamenteneinnahme nur noch auf 95 Schläge pro Minute. Ihr Herz braucht sich für ein und dieselbe Belastung nicht mehr in dem Maße anzustrengen wie zu Beginn der Bewegungstherapie. Dies ist als Trainingseffekt zu deuten. Die gewonnene »Reserve« von 10 Herzschlägen pro Minute können Sie jetzt durch eine entsprechend höhere Trainingsbelastung »auffüllen«.

## Wie messe ich meine Herzfrequenz?

Die Herzfrequenz sollte unmittelbar nach einer Belastung (wenn möglich während der Belastung) gemessen werden, um möglichst realistische Rückschlüsse auf die Anstrengung der durchgeführten Belastung zu erhalten. Legen Sie die Fingerkuppen von Zeige-, Mittel- und Ringfinger der linken Hand von oben (damit Sie auf Ihre Armbanduhr schauen können) auf die Innenseite des rechten Handgelenkes in Verlängerung des Daumens. Wenn Sie hier keinen Herzschlag spüren, können Sie es auch an der Halsschlagader probieren. Legen Sie seitlich vom Kehl-

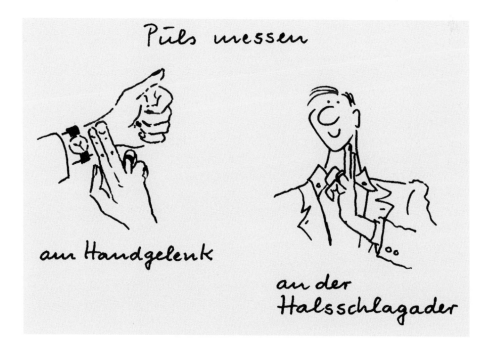

Puls messen

am Handgelenk

an der Halsschlagader

kopf die Fingerkuppen auf, bis Sie das Pulsieren Ihres Herzschlages spüren. Zählen Sie nun über 10 oder 15 Sekunden die Herzschläge und multiplizieren Sie sie mit 6 (bei 10-Sekunden-Messung) bzw. mit 4 (bei 15-Sekunden-Messung). Die berechnete Herzschlagzahl sollte Ihrer Trainingsherzfrequenz entsprechen. Während des Pulsmessens sollten Sie sitzen, langsam gehen oder aber im Stand auf den Fußsohlen abrollen. Hierdurch vermeiden Sie ein mögliches »Versacken« des Blutes in den weitgestellten Beingefäßen und damit eventuellen Schwindel oder Schwarzsehen vor Augen.

## Wie häufig und wie lange muss ich mich bewegen?

Tägliches Radfahren, Laufen oder Schwimmen von 15 Minuten entlastet das Herz und verbessert die Leistungsfähigkeit bzw. Belastbarkeit eines Patienten. Diese Belastungshäufigkeit und Belastungsdauer reicht jedoch nicht aus, um auch Veränderungen im Stoffwechsel hervorzurufen und damit z. B. krankhaft veränderte Blutfettwerte in erwünschter Weise zu beeinflussen. Wollen Sie beide Wirkungen der Bewegung ausschöpfen, so sollten Sie täglich ein Ausdauertraining von 30 Minuten durchführen, z. B. morgens durch 15 Minuten Ergometerfahren und abends durch 15 Minuten zügiges Gehen oder Laufen.

Planen Sie die körperliche Bewegung fest in den Tages- und Wochenplan ein. Lassen Sie die Bewegung wie Zähneputzen, Essen oder Schlafen zum selbstverständlichen Bestandteil Ihres Tages und Lebens werden.

# Zu den Bewegungsarten

Unter den folgenden Bewegungsarten wird jeder wenigstens eine finden können, die seiner persönlichen Neigung und Belastbarkeit des Herzens (siehe ▸S. 21 oben) entspricht und die er zu Hause praktisch auch gut durchführen kann.

## Unterschiedliche Bewegungs- und Sportarten haben unterschiedliche Auswirkungen auf die Arbeitsweise des Herzens

Stellen Sie sich das Herz als Pumpe vor, die an ein Rohrsystem (Gefäße) angeschlossen ist. Diese Pumpe fördert Flüssigkeit durch das Rohrsystem und überwindet dabei den Widerstand im Rohrsystem. Das Herz arbeitet als Umwälzpumpe, indem es sauerstoffarmes Blut aus den Venen empfängt und – nach Sauerstoffanreicherung in der Lunge – das Blut wieder hinauspumpt in die Arterien.

Diese Art von Arbeit wird Volumenarbeit des Herzens genannt. Das Herz kann aber auch Druckarbeit leisten, indem es beim Auspumpen des Blutes den Widerstand in den Gefäßen überwindet. Das Herz liebt es von Natur mehr, Volumenarbeit als Druckarbeit zu leisten. Für ein erkranktes Herz ist Druckarbeit ungünstiger als Volumenarbeit.

Was hat dies mit den Sportarten zu tun? Beim Laufen und Gehen hat das Herz vor allem Blutvolumen zu pumpen und wenig Gefäßwiderstand zu überwinden. Je mehr Kraft bei einer Sportart ausgeübt werden muss, umso mehr kehrt sich

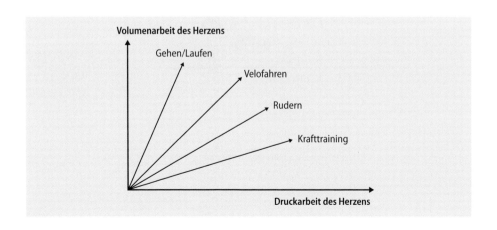

die Situation um – das Herz ist im Wesentlichen durch Druckarbeit gefordert. Diese Zusammenhänge sind bei der Auswahl von Bewegungs- und Sportarten für Herzpatienten zu berücksichtigen.

## Gehen $\boxed{<25\,W}$ $\boxed{25\,W}$ $\boxed{50\,W}$ $\boxed{75\,W}$ $\boxed{\geq100\,W}$

Keine andere Bewegungsart ist für den Patienten so wichtig wie Gehen. Wer nach seiner Erkrankung wieder gehen kann, kann auch wieder »unter Menschen gehen«. Dies ist für die Genesung von großer Bedeutung.

Gehen kann jeder Patient, es sei denn, orthopädische Probleme lassen dies nicht zu. Gehen im Zimmer des Akutkrankenhauses war Ihre erste körperliche Bewegung nach der Phase der Bettruhe. Später wurde das Gehen ausgedehnt auf den Stationsflur, in den Park. Aus diesen »ersten Schritten« wurde in der Rehabilitation ein forciertes Gehtraining mit systematischer Steigerung von Geschwindigkeit und Dauer. Wie schnell und wie lange der einzelne Patient gehen kann und soll, ist abhängig von der Belastbarkeit seines Herzens.

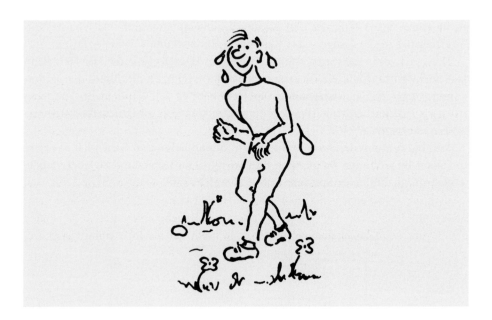

Auch das Körpergewicht spielt eine Rolle, das er bei jedem Schritt mitzu-schleppen hat. Haben ein normalgewichtiger und ein übergewichtiger Patient eine gleiche Belastbarkeit des Herzens, so muss der übergewichtige Patient langsamer gehen, da er mehr inaktive Fettmasse mitschleppen muss als der normalgewich-tige. Mit der nachfolgenden ◲Tabelle können Sie Ihr Gehtempo ermitteln:

**◲ Hier finden Sie Ihr Gehtempo**

| Belast-barkeit in Watt (W) | Körpergewicht in kg* | | | | | |
|---|---|---|---|---|---|---|
| | 60 kg | 65 kg | 70 kg | 75 kg | ≥80 kg | |
| <25 W | 65 | 65 | 70 | 70 | 70 | Geh-tempo in m/min |
| 25 W | 75 | 75 | 75 | 75 | 70 | |
| 50 W | 85 | 85 | 90 | 90 | 80 | |
| 75 W | 120 | 110 | 105 | 100 | 90 | |

* Bei einer durchschnittlichen Körpergröße von 175 cm

Suchen Sie Ihre Belastbarkeit in Watt in der senkrechten Spalte links und Ihr Körpergewicht in der waagerechten Spalte oben. Der Schnittpunkt dieser beiden Spalten gibt die Gehgeschwindigkeit in Metern pro Minute an, welche Sie Ihrem Herzen zumuten können. Dieses Gehtempo sollte nun auf Ihre persönliche Trai-ningsherzfrequenz (siehe ▶ S. 21) abgestimmt werden.

Praktisch gehen Sie folgendermaßen vor: Suchen Sie sich in Park, Wald oder Garten eine Strecke entsprechend Ihres Gehtempos (z. B. 80 m) und versuchen Sie, diese Strecke jeweils in 1 Minute zu gehen. Nach 5 Minuten messen Sie Ihre Herz-schlagzahl. Weicht sie nach oben von Ihrer Trainingsherzfrequenz ab, so sollten Sie entsprechend langsamer gehen, liegt sie niedriger als Ihre Trainingsherzfre-quenz, so können Sie schneller gehen.

Ein Beispiel für eine sinnvolle Steigerung des Gehtrainings innerhalb von Wochen ersehen Sie aus der nachfolgenden ◻Tabelle:

| ◻ **So gestalten Sie Ihr Gehtraining** | | |
| --- | --- | --- |
| Individuelles Gehtempo in Metern pro Minute | Gehdauer in Minuten | Pause in Minuten* |
| Zu bestimmen nach der ◻Tabelle auf ► S. 27 und der Trainingsherzfrequenz | 2×5 | 2 |
| | 2×6 | 2 |
| | 1×10 | |
| | 11 | |
| | 12 | |
| | 13 | |
| | 14 | |
| | 15 | |
| * In der Pause Puls messen und langsam weitergehen | | |

Sie können selbstverständlich Ihre Gehstrecke auch über 15 Minuten hinaus ausdehnen. Auch als *Nordic Walking* können Sie das Gehtraining ausführen. Wichtig ist, das für Sie »richtige« Tempo gemäß Trainingsherzfrequenz beizubehalten.

## Laufen (Joggen)  75 W   ≥100 W

Laufen oder Joggen sollten Herzpatienten erst, wenn ihr Herz eine Belastbarkeit von mindestens 1 W pro kg Körpergewicht aufweist. Ausgehend von einem Gewicht von 75 kg bedeutet dies eine Belastbarkeit von 75 W. Dagegen könnte eine Herzpatientin von 50 kg bereits joggen, wenn sie ihr Herz mit 50 W belasten darf. Falls Sie Übergewicht oder Adipositas haben, empfiehlt sich zur Schonung der Gelenke anstelle des Joggens ein zügiges Gehen oder Radfahren (siehe ► S. 34 und 36).

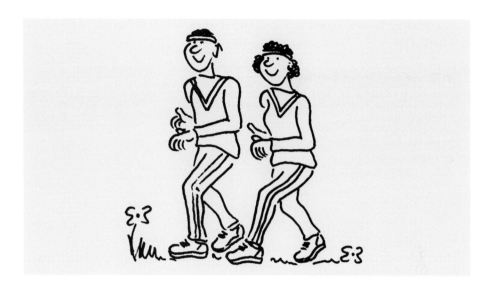

Auch für das Lauftraining können Geschwindigkeiten für unterschiedliche Be-
lastbarkeiten des Herzens und unterschiedliche Körpergewichte vorgegeben werden. In der nachfolgenden ◘ Tabelle gibt der Schnittpunkt aus Ihrer Belastbarkeit
in Watt und Ihrem Körpergewicht ein orientierendes Lauftempo an, das Sie in der
Praxis – wie schon beim Gehen (siehe ▶ S. 26) – an Ihre Trainingsherzfrequenz an-
passen:

| ◘ Hier finden Sie Ihr Lauftempo | | | | | | |
|---|---|---|---|---|---|---|
| Belast-barkeit in Watt (W) | Körpergewicht in kg* | | | | | |
| | 60 kg | 65 kg | 70 kg | 75 kg | ≥80 kg | |
| 75 W | 100 | 100 | 100 | 90–100 | 85–90 | Lauftempo in m/min |
| 100 W | 110–120 | 110 | 100 | 100 | 95 | |

* Bei einer durchschnittlichen Körpergröße von 175 cm

Die nächste ◘Tabelle zeigt Ihnen ein Beispiel für einen sinnvollen Aufbau des Lauftrainings:

| ◘ **So gestalten Sie Ihr Lauftraining** | | |
|---|---|---|
| Individuelles Lauftempo in Metern pro Minute | Laufdauer in Minuten | Pause in Minuten* |
| Zu bestimmen nach der ◘Tabelle auf ▶ S. 29 und der Trainingsherzfrequenz | 2×3 | 3 |
| | 2×4 | 3 |
| | 2×5 | 3 |
| | 2×6 | – |
| | 2×7 | – |
| | 10 | – |
| | 11 | – |
| | 12 | – |
| | 13 | – |
| | 14 | – |
| | 15 | – |
| * In der Pause Puls messen und langsam weitergehen | | |

Ausgehend von einem gleichbleibenden Lauftempo, das durch Ihre Trainingsherzfrequenz vorgegeben wird, erhöhen Sie die Laufdauer immer erst dann, wenn Sie die vorausgegangene Belastung ohne jede Schwierigkeit bewältigen konnten. Wenn Sie erst vor kurzem in einer Rehabilitation mit dem Lauftraining begonnen haben oder es regelmäßig in der Herzgruppe durchführen, so setzen Sie die Laufdauer dort fort, wo Sie zuletzt aufgehört haben. Das Lauftraining sollte ausschließlich auf ebener und fester Wegstrecke erfolgen.

## Das sollten Sie beim Geh- und Lauftraining beachten

- Eine ebene und feste Wegstrecke wählen.
- Die Kontrolle Ihrer Herzfrequenz gibt Auskunft darüber, ob Ihr Geh- bzw. Lauftempo richtig ist oder ob es reduziert bzw. erhöht werden sollte.
- Geh- und Laufstrecke nach und nach verlängern, das Geh- und Lauftempo jedoch beibehalten.

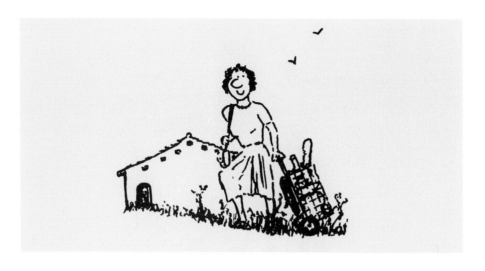

## Gehen an Steigungen   | < 25 W |   | 25 W |   | 50 W |   | 75 W |   | ≥ 100 W |

Für viele Herzpatienten ist es wohnlagebedingt unvermeidlich, täglich bergauf zu gehen. Ein gegebenes Gehtempo belastet das Herz an Steigungen mehr als auf der Ebene. Das Bergangehen verlangt stets ein langsameres Tempo als das Gehen auf der Ebene, um die Belastung in tolerablen Grenzen zu halten. Ähnlich ist es auch beim Treppaufgehen. Das Tragen von Einkaufstaschen u.ä. sollte von Patienten, die ihr Herz nur gering belasten dürfen (< 25 W, 25 W), vermieden werden. Ein Einkaufswagen zum Ziehen ist hier eine Alternative.

## Bergwandern

Wie beeinflusst der Höhenaufenthalt den Körper? Den bedeutendsten Einfluss hat der abnehmende Sauerstoffdruck in der Luft. Er bewirkt eine abnehmende Sättigung des Blutes mit Sauerstoff. Höhenaufenthalt bringt das Herz nicht direkt, sondern indirekt in einen Zustand des Sauerstoffmangels. Wie ist das zu verstehen? Der Körper wehrt sich gegen die Unterversorgung und lässt mit dem Bestreben einer besseren Sauerstoffzufuhr den Atem schneller werden, das Herz schneller schlagen und mehr Blut pumpen. Für diese Mehrarbeit braucht das Herz mehr Sauerstoff, den es jedoch bei Vorliegen von verengten Herzkranzgefäßen nicht bekommen kann. Herzen, die infolge einer großen Infarktnarbe oder einer erkrankten Klappe eine eingeschränkte Pumpfunktion oder Herzschwäche haben, können in der Höhe eine akute Pumpschwäche erleiden und den Patienten gefährden.

Mit zunehmender Höhe nimmt auch die Temperatur ab, und zwar um 0,5–1 °C pro 100 Höhenmetern. Eine kalte Umgebung führt zur Gefäßverengung, sodass das Herz beim Auspumpen des Blutes einen höheren Gefäßwiderstand zu überwinden hat. Auch dies kann dazu beitragen, dass ein Herz in einen Sauerstoffmangelzustand gerät oder aber in seiner Pumpleistung überfordert wird.

Eine weitere Überlastungsquelle in der Höhe ist die ultraviolette Strahlung. Sie reizt das vegetative Nervensystem, welches unsere Organfunktionen steuert. Hierdurch erhöht sich der Gehalt an Stresshormonen im Blut. Folgen können ein unrhythmischer Herzschlag ein übermäßiger Anstieg von Blutdruck und Herzschlag sein, wodurch wiederum der Sauerstoffbedarf des Herzens zunimmt.

Aus allen diesen Faktoren ergibt sich, dass die körperliche Leistungsfähigkeit bereits bei gesunden höhenuntrainierten Personen ab einer Höhe von 1500 m um 1% pro 100 Höhenmetern abnimmt. Bei Herzpatienten kann die Leistungsabnahme größer sein. Dazu folgendes Beispiel: Ein Patient, der im Flachland bei einer Belastung von 25 W deutliche Sauerstoffmangelzeichen im EKG und Angina-pectoris-Beschwerden zeigt, bekommt in einer Höhe von 2200 m diesen Sauerstoffmangel bereits in Ruhe. Beim Seilbahnfahren kann der Sauerstoffmangel besonders rasch auftreten. Daher ist ein schnelles Überwinden von Höhen nur für Patienten mit sehr guter Belastbarkeit des Herzens ($\geq$100 W) geeignet. Wenn Sie also wieder in alpine Regionen wollen, sollte die Versorgungskapazität der Herzkranzgefäße (siehe ▸ S. 3), die Leistungsfähigkeit des Herzmuskels (siehe ▸ S. 4), das Ausmaß der Störungen des Blutflusses bei Klappenerkrankungen und eventuelle Probleme mit dem Herzrhythmus (siehe ▸ S. 5) berücksichtigt werden.

Für Patienten, die bereits bei geringer Belastung Angina-pectoris-Beschwerden und Atemnot haben, deren Herz bereits in Ruhe ungenügend pumpt, sind selbst Höhen zwischen 800 und 1500 m oft zu viel.

Dagegen können Patienten in Höhen von 2000–2500 m,
- deren Herz unter Belastung zu wenig Blut fördert,

- die einen Sauerstoffmangel am Herzen bei mittleren Belastungen haben,
- die einen jahrelangen schweren, jetzt aber gut eingestellten Bluthochdruck
  aufweisen.

Noch höher hinaus, nämlich in Höhen zwischen 2500–3000 m, können Herzpatienten in der Regel wieder, wenn sie
- nur eine kleine Herzinfarktnarbe haben,
- nach Herzinfarkt keinen weiterbestehenden Sauerstoffmangel aufweisen oder
- noch keinen Herzinfarkt haben, jedoch bei hohen Belastungen Sauerstoffmangel am Herzen bekommen,
- keine nennenswerten Herzrhythmusstörungen aufweisen,
- keine Lungenprobleme wie Bronchitis oder ein Emphysem (Aufblähung von
  Lungenbläschen) haben, und
- wenn der Bluthochdruck gut eingestellt ist und noch keine Veränderungen in
  den Organen hervorgerufen hat.

## So gestalten Sie das Bergwandern

Nach dem Eintreffen in der Ihnen zuzumutenden Höhe sollten Sie nicht sofort
eine körperliche Anstrengung vornehmen, sondern sich erst einmal 2–3 Tage
bei leichten Aktivitäten (z. B. Spazierengehen) akklimatisieren. Bedenken Sie
auch, dass die oft entscheidende Überlastungsquelle durch die Wanderroute gegeben ist. Wandern auf einem Hochplateau oder auf Strecken mit geringen Steigungen ermöglicht Ihnen, die Belastungsreaktion Ihres Körpers (z. B. Anstieg des
Herzschlags, evtl. Atemnot oder Herzbeschwerden) kennenzulernen und die nachfolgenden Wanderungen beschwerdefrei gestalten zu können.

Nur wenige wissenschaftliche Studien sagen etwas über die Belastung des
Bergwanderns bei Koronarpatienten aus. Danach sollten sich Patienten mit einer
Belastbarkeit von 75–100 W Anstiege von höchstens 200–250 m pro Stunde zumuten, wobei die Steigung nicht mehr als 10% betragen und die Wegstrecke anfangs
nicht länger als 6 km sein sollte. Bei Hochgebirgswanderungen sollten diese Anforderungen nochmals zurückgeschraubt werden, weil hier die Änderung von Ba-
rometerdruck und Temperatur die entstehende Kreislaufbelastung mit beeinflusst.

## Das sollten Sie beim Bergwandern beachten

- Mit Ihrem Arzt besprechen, welche Höhenlage Sie Ihrem Herzen zumuten
  können.
- Beim Bergaufgehen das Tempo verlangsamen und ggf. häufig kurz stehen-
  bleiben.

■ Die Herzfrequenzmessung in Verbindung mit der Beobachtung negativer Körperreaktionen gibt Auskunft, ob Ihre Wanderung zu anstrengend oder richtig gewählt wurde.

■ Nicht Höhenmeter und Gipfel sind das Ziel, sondern die Freude am Wandern in alpiner Umgebung.

## Training auf dem Hometrainer

| < 25 W | 25 W | 50 W | 75 W | ≥ 100 W |
|---|---|---|---|---|

Wenn Sie nach Entlassung aus dem Akutkrankenhaus in einer Rehabilitation waren, so ist Ihnen das Fahrradergometer oder der Hometrainer zu einem vertrauten Trainingsgerät geworden. Auch für daheim ist der Hometrainer aus vielerlei Gründen eine ideale Sache:

■ *Erstens* kann die Belastung Tag für Tag so genau vorgegeben werden, wie dies bei keiner anderen Bewegungsart möglich ist. Dieser Vorteil ist v. a. für jene Patienten wichtig, die ihr Herz nur sehr gering belasten sollten.

■ *Zweitens* können Sie Ihre Herzfrequenz während der Belastung per Hand messen und bekommen so einen realistischen Belastungspuls. Dies ist beim Laufen, Schwimmen oder Radfahren im Freien nicht oder kaum möglich.

■ *Drittens:* Haben Sie Übergewicht oder sind Sie durch orthopädische Beschwerden behindert, sich gezielt zu bewegen? Trauen Sie sich als älterer Patient das Radfahren draußen nicht mehr zu wegen eingeschränktem Sehen, Hören oder Unsicherheit im Straßenverkehr? In diesen Fällen ermöglicht

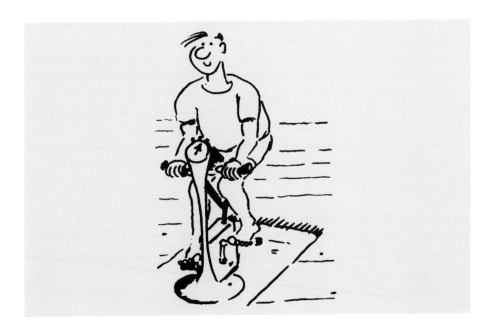

Ihnen der Hometrainer unter Entlastung des Körpergewichtes und der Gelenke sowie in Sicherheit und Ruhe ein kontrolliertes und systematisches Herz-Kreislauf-Training.

— *Viertens:* Wie oft sind frühe Dunkelheit, schlechtes Wetter oder Zeitknappheit willkommene Ausreden, doch nicht mehr hinauszugehen, um einen Spaziergang, Dauerlauf oder eine Radtour zu machen. Mit dem Hometrainer sind Sie unabhängig von diesen Ausreden. Damit es weniger langweilig ist, sehen Sie dabei TV, hören Sie Radio oder lesen Sie die Zeitung.

## So gestalten Sie Ihre Belastung auf dem Hometrainer

Können Sie auf einer mittleren Wattstufe von 50 oder 75 W trainieren, so beginnen Sie mit 25 W und führen sich innerhalb der ersten 2–3 Minuten kontinuierlich an die verordnete Trainingsbelastung heran. Trainieren Sie auf der 100-Watt-Stufe, so beginnen Sie in den ersten 2–3 Minuten mit 50 oder 75 W. Auf diese Weise kann sich Ihr Körper »aufwärmen« (siehe ▶ S. 19) und an die folgende Dauerbelastung gewöhnen. Nun fahren Sie auf der verordneten Wattstufe und mit gleich bleibender Tretgeschwindigkeit (60 Pedalumdrehungen pro Minute sind angenehm) über 15 Minuten oder auch länger, je nachdem, welche Dauer Sie für Ihr Training gewählt haben (siehe ▶ S. 24). Innerhalb der letzten 2–3 Minuten schalten Sie den Bremswiderstand am Fahrrad nach und nach herunter, so wie in umgekehrter Weise begonnen wurde. Durch dieses »Herausschleichen« wird der Körper schonend von der Belastung entwöhnt.

Vor und während des Hometrainings sollten Sie Ihre Herzfrequenz messen. Weicht sie von der empfohlenen Trainingsherzfrequenz deutlich, d.h. um mehr als 10 Schläge nach oben ab, so ist der Tretwiderstand zu vermindern. Erhöhen sollten Sie die verordnete Wattstufe auch dann nicht eigenmächtig, wenn Ihre Belastungsherzfrequenz etwas unterhalb Ihrer Trainingsherzfrequenz liegt (siehe ▶ S. 21).

## Wenn Sie sich ein Fahrradergometer (Hometrainer) anschaffen möchten

Bedeutsame Qualitätsunterschiede eines Hometrainers spiegeln sich meistens in der Mechanik für die Einstellung des Tretwiderstandes wider und natürlich im Preis. Heimtrainer zu geringen Preisen im Fachhandel oder Einmalangebote in Supermärkten ermöglichen in der Regel keine exakte Belastungseinstellung. Bei diesen Rädern kann eine ärztlich verordnete Belastungsintensität bis zu 30% nach oben oder unten abweichen. Hiermit verbunden ist auf der einen Seite eine Überlastung des Herzens, auf der anderen Seite eine unnötig geringe Belastung.

1000 Euro (ca. 1500 Schweizer Franken) müssen Sie schon veranschlagen für ein Fahrradergometer, das die folgenden Anforderungen erfüllt und damit zur Bewegungstherapie für Herzkranke geeignet ist:

- Der Hometrainer sollte eine Wirbelstrombremse haben. Sie bremst bzw. erzeugt den Tretwiderstand über ein Magnetfeld. Dieser Mechanismus gewährt eine genaue Belastungsdosierung und garantiert, dass sich eine einmal eingestellte Belastung während des Fahrens nicht verändert.
- Der Tretwiderstand (d.h. die Leistung) sollte in Watt einstellbar sein, da der Arzt Ihnen Ihre Trainingsbelastung im Allgemeinen auch in Watt mitteilt. Ist eine Widerstandseinstellung in Kilopond (KP) gegeben, so bedarf es zur genauen Belastungsdosierung vor dem Training einer Umrechnung in Watt.
- Ein individuell angemessenes und systematisches Aufbautraining kann nur erfolgen, wenn der Tretwiderstand in kleinen Stufen dosierbar ist, z.B. in 10-Watt- oder 25-Watt-Stufen. Günstig ist auch eine stufenlose Belastungsmöglichkeit. Die meisten Hometrainer sind drehzahlabhängig, d.h. durch Veränderung der Tretgeschwindigkeit, die auf einem Tachometer angezeigt wird, ändert sich auch die Belastungsintensität.

## Radfahren im Freien    $< 25\ \text{W}$    $50\ \text{W}$    $75\ \text{W}$    $\geq 100\ \text{W}$

Radfahren mit Familie oder Freunden an frischer Luft durch die Natur – das ist Training, Erlebnis und Entspannung zugleich. Ob mit Tourenrad oder Mountainbike, spielt keine Rolle, solange Sie die nachfolgenden Belastungsaspekte kennen:

Im Gegensatz zum Ergometertraining wird die Belastung beim Radfahren durch äußere Gegebenheiten wie z.B. Wegbeschaffenheit, Gelände und Windverhältnisse beeinflusst. Das Fahren mit gleichem Tempo auf geteerter Straße, auf der Ebene oder mit Rückenwind bzw. bei Windstille belastet das Herz weniger als Fahren auf sandigen Wegen, bergan oder bei Gegenwind. Wenn Sie auf dem

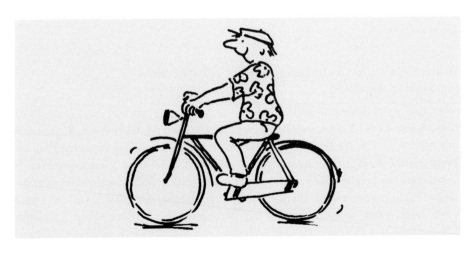

Fahrrad unsicher sind, so kann auch die psychische Anspannung die Belastung des Herzens erhöhen. Aus den genannten Gründen können genaue Geschwindigkeitsempfehlungen für das Radfahren praktisch nicht gegeben werden. Jedoch haben Messungen ergeben, dass auf überwiegend flacher Strecke ein durchschnittliches Tempo von 16,4 km pro Stunde einer Belastung von etwa 100 W bzw. 1,2 W pro kg Körpergewicht entspricht (bezogen auf eine ca. 80 kg schwere Person).

Beim Bergauffahren kommt es mit zunehmender Steigung zu einer hohen Belastung des Herzens, die für Sie während des Fahrens jedoch schwer einzuschätzen ist. Daher raten wir Patienten mit einer Belastbarkeit von weniger als 1 W pro kg Körpergewicht, Patienten mit nicht oder nur unzureichend eingestelltem Bluthochdruck und Patienten mit deutlichem Übergewicht grundsätzlich vom Fahren an Steigungen ab. Lediglich Patienten mit guter Belastbarkeit von 1,5 W pro kg Körpergewicht und mehr erlauben wir im Rahmen von Radtouren kurze Steigungen, die jedoch 3–4% nicht überschreiten sollten. Die Belastung ist durch Fahren im ersten Gang zu vermindern. Aus diesen Angaben wird schon deutlich, dass ein regelrechtes Mountainbiking für die meisten Herzpatienten ungeeignet ist.

## So gestalten Sie Radtraining und Radtour

Die ersten 3 Minuten eines beispielsweise 20-minütigen Radtrainings »rollen« Sie mit gemütlichem Tempo ein, um den Körper auf die nachfolgende Belastung einzustimmen. Danach steigern Sie das Fahrtempo so weit, dass Sie Ihre Trainingsherzfrequenz erreichen (siehe ▶ S. 21). Dieses Tempo halten Sie über die gewünschte Belastungszeit. In den letzten 3 Minuten vermindern Sie die Geschwindigkeit nach und nach, sodass Sie sich beim Fahren erholen können und Ihr Herzschlag sich deutlich beruhigt. Um ein Gefühl für »Ihr« Tempo zu bekommen, sollten Sie anfangs häufiger anhalten und Ihren Puls messen. Besser noch ermöglicht ein Pulsmessgerät, z. B. in Form einer Armbanduhr, die Einstellung auf Ihr Trainingstempo.

Das oben beschriebene Radtraining unterscheidet sich von Radtouren. Bei Radtouren mit Ehepartner, Familie oder Freunden ist an ein gemütliches Fahren gedacht, bei dem Sie überwiegend langsamer als im Radtraining fahren, sich unterhalten und die Natur genießen können. Patienten mit einer Belastbarkeit von 25–50 W können ihre Tour auf eine halbe bzw. 1 Stunde ausdehnen, wenn zwischenzeitlich eine Pause eingelegt wird. Je höher die Belastbarkeit eines Patienten über 75 W hinaus liegt, umso länger kann eine Radtour über 2 Stunden hinaus ausgedehnt werden.

## Das sollten Sie beim Hometraining und Radfahren im Freien beachten

— Ab einer Belastbarkeit von gut 25 W ist langsames Radfahren auf der Ebene erlaubt. Das Fahren auf einem Hometrainer ist dagegen auch bei noch geringerer Belastbarkeit des Herzens möglich (siehe ▶ S. 75).

— Hometrainer und Radfahren im Freien sind ideal für Herzpatienten mit zusätzlichen orthopädischen Beschwerden oder bei Übergewicht. Der Hometrainer empfiehlt sich auch für ältere Herzpatienten, die sich auf dem Fahrrad draußen unsicher fühlen.

— Ihr Hometrainer sollte eine Wirbelstrombremse haben; sie garantiert eine genaue Belastungsdosierung.

— Für das Radfahren im Freien empfiehlt sich ein Rad mit wenigstens einer Dreigangschaltung sowie einem Gesundheitslenker.

— Bevorzugen Sie ebene, feste und windgeschützte Wege ohne Autoverkehr.

— Versuchen Sie im Radtraining das Ihrer Belastbarkeit angemessene Fahrtempo anhand Ihrer Trainingsherzfrequenz herauszufinden und es möglichst gleichmäßig beizubehalten. Bei Radtouren langsamer fahren zugunsten einer längeren Strecke.

— An Steigungen das Rad langsam hochschieben. Kurzfristiges Radfahren an Steigungen von maximal 3–4% unter Erleichterung durch eine Gangschaltung ist nur für Patienten mit hoher Belastbarkeit von 1,5 W pro kg Körpergewicht und mehr geeignet.

## Schwimmen    75 W    ≥ 100 W

Schwimmen gilt als gesunde Bewegung. Dennoch ist es für Herzpatienten nur bedingt geeignet. Wesentliche Gründe liegen im Wasserdruck und in der Wassertemperatur.

Der Wasserdruck, der auf der Körperoberfläche lastet, komprimiert einen Teil der Gefäße in Beinen und Bauch, die zum Herzen hinführen. Hierdurch werden ca. 700 ml Blut aus der Körperperipherie in Richtung Brustkorb verschoben. Zu-

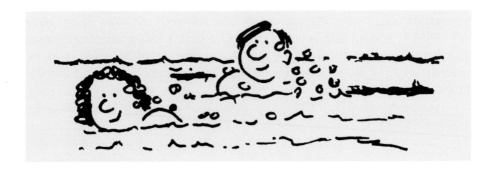

sätzlich begünstigt die horizontale Schwimmlage diese Blutvolumenverschiebung. Das Herz selbst wird um bis zu 180 ml stärker gefüllt. Diese Mehrfüllung ist erheblich, wenn man von einem normalen Herzvolumen von etwa 800 ml ausgeht. Ist beim Infarktereignis ein größerer Teil des Herzmuskels abgestorben und steht dem Herzen nicht mehr zum Pumpen zur Verfügung, ist der Herzmuskel pumpschwach oder tritt ein Sauerstoffmangel am Herzen schon bei geringer Belastung auf, so kann allein ein halstiefes Eintauchen des Patienten zu einer solchen Mehrfüllung führen, die das Herz überlastet.

Je kühler die Wassertemperatur, umso mehr verengen sich kleine Gefäße an der Körperoberfläche. Dies begünstigt den Anstieg des Blutdrucks, und das Herz hat gegen einen erhöhten Widerstand zu pumpen. Bei kühler und kalter Wassertemperatur, aber auch bei ungeübtem Schwimmstil und Angst im Wasser kommt es zu einer verstärkten Durchflutung des Körpers mit Stresshormonen, was ebenfalls zu einem Blutdruckanstieg, einer stärkeren Pumparbeit des Herzens und einem unerwünscht erhöhten Sauerstoffbedarf des Herzmuskels führen kann. Auch das Risiko für Herzrhythmusstörungen kann hierdurch erhöht werden. Die Wassertemperatur sollte nicht unter 27°C liegen. Wünschenswert sind 32–33°C für langsames Schwimmen. Bei dieser Wassertemperatur wird dem Körper weder Wärme entzogen noch heizt er sich auf.

Schwimmen sollten Sie nur, wenn Sie angstfrei und gerne schwimmen. Auch technisch gut sollten Sie schwimmen. Ein technisch gut schwimmender Patient wird sein Herz bei ein und dem gleichen Schwimmtempo weniger belasten als ein technisch unökonomisch schwimmender Patient.

Diese Erkenntnisse über die Belastung des Herzens im Wasser führen dazu, für das Schwimmen eine Mindestbelastbarkeit von 1,2 W pro kg Körpergewicht vorauszusetzen. Das entspricht bei einem 75 kg schweren Patienten eine Trainingsbelastung von 85–100 Watt.

## Zum Schwimmstil

Brustschwimmen ist den meisten Patienten der vertrauteste Schwimmstil. Hierbei können Sie sich durch freie Sicht orientieren, was Sicherheit gibt. Die kontinuierliche Atmung kann rhythmisch in den Bewegungsablauf eingefügt werden und ist am ehesten gewährleistet. Diesen Vorteilen stehen v. a. orthopädische Nachteile gegenüber: Wenn Sie den Kopf in den Nacken legen aus Angst, Wasser ins Gesicht zu bekommen, ist Ihre Nacken- und Rückenmuskulatur in einer Dauerspannung, und Ihr »Kreuz« wird ungesund belastet. Auch die Knie werden durch die Grätschbewegung der Beine ungünstig belastet. Diese Probleme gibt es nicht, wenn Sie in Rückenlage schwimmen, dabei die Beine wie beim Brustkraulen schlagen und die Arme neben dem Körper bewegen. In dieser Position ist die Wirbelsäule entlastet und die Muskeln, die die Wirbelsäule sonst aufrecht halten, sind entspannt. Auch atmen können Sie, ohne Angst zu haben, dass Sie Wasser ins Gesicht bekommen. Von Nachteil ist allerdings das schlechte Orientierungsvermögen. Wählen Sie den Schwimmstil, mit dem Sie sich am sichersten fühlen und bei dem Sie evtl. Beschwerden in Gelenken und Muskulatur weitgehend vermeiden.

## Nicht nach Gefühl schwimmen

Wenn man Patienten auffordert, nach Gefühl so zu schwimmen, wie sie es für sich für angemessen halten, liegt das Tempo in den allermeisten Fällen höher, als dem Herzen tatsächlich zumutbar ist. Diese Diskrepanz zwischen dem gefühlsmäßig »angenehmen« und dem objektiv tolerablen Schwimmtempo ist bei keiner anderen Bewegungsart so groß wie beim Schwimmen. Hieraus ergibt sich, dass das Tempo beim Schwimmen durch häufige Herzfrequenzmessungen kontrolliert werden sollte.

## So gestalten Sie Ihr Schwimmtraining

Falls Sie in der Rehabilitation oder Herzgruppe noch nicht am Schwimmen teilgenommen haben und danach ohne Anleitung die ersten Züge machen, wird zu Beginn eine »Wassergewöhnung« in brusttiefem Wasser nach folgendem Vorgehen empfohlen:
- Gehen, beid- und einbeiniges Hüpfen auf der Stelle und in Vorwärtsbewegung;
- Gehen, dabei die Armbewegung des Brustschwimmens ausführen;
- im Stand den Körper senken, bis der Mund die Wasseroberfläche berührt. Nun gegen das Wasser kräftig durch den Mund ausatmen (»blubbern«);
- Bauchlage einnehmen, am Beckenrand festhalten, durch den Mund gegen das Wasser ausatmen.

Wenn Sie sich bis hierhin im nassen Element wohl fühlen, können Sie unter Beachtung der folgenden Punkte mit dem Schwimmen beginnen:
- Die Dauer des Aufenthaltes im Wasser sollte zunächst 15–20 Minuten nicht überschreiten.
- Die Gestaltung des Schwimmtrainings erfolgt zunächst in Intervallform, d.h. es wird minutenweise geschwommen und gesteigert:

**1. Schwimmtraining:** Im Wechsel jeweils 1 Minute im Wasser gehen und 1 Minute schwimmen. Zwischenzeitlich kurze Pausen mit Pulskontrolle. Sind Sie beschwerdefrei und erlaubt Ihre Herzfrequenz eine Steigerung der Belastung, so können Sie beim

2. Schwimmtraining: jeweils 2 Minuten schwimmen, dazwischen je 1 Minute Pause mit Pulskontrolle,

4. Schwimmtraining: jeweils 3 Minuten schwimmen mit je 1 Minute Pause,

6. Schwimmtraining: 3-mal 5 Minuten schwimmen mit jeweils 2–3 Minuten Pause,

10. Schwimmtraining: 1-mal 5 Minuten und 1-mal 10 Minuten schwimmen mit 2–3 Minuten Pause usw.

Durch die systematische Verlängerung der Schwimmstrecke geht das Intervallschwimmen allmählich in ein Dauerschwimmen über.

Bemerken Sie, dass Sie verkrampft schwimmen, sich relativ angestrengt fühlen oder es mit der Atmung nicht so richtig klappt? Dann sollten Sie Ihre Schwimmtechnik anschauen und korrigieren lassen.

### Das sollten Sie beim Schwimmtraining beachten

- Die Wassertemperatur sollte zwischen 29 und 33°C liegen (also die Warmbadetage der öffentlichen Bäder bevorzugen).
- Langsam ins Wasser gehen. Keine Sprünge ins Wasser!
- Tief- und Streckentauchen vermeiden.
- Bevorzugen Sie den Schwimmstil, mit dem Sie sich am sichersten fühlen.
- Beim Schwimmen kontinuierlich und gleichmäßig atmen.
- Bei der Pulskontrolle auf den Rhythmus des Herzschlages achten. Unregelmäßigkeiten sind, sofern in beobachtetem Maße nicht bereits bekannt, Ihrem Arzt mitzuteilen.
- Bei Auftreten von Angina pectoris das Wasser verlassen.

### Skiwandern | ≥100 W

Für die Ausübung des Skiwanderns empfiehlt sich eine Belastbarkeit des Herzens von mindestens 1,5 W pro kg Körpergewicht. Beim Skiwandern fordert der Einsatz der Arm- und Oberkörpermuskulatur dem Herzen eine relativ starke Druckarbeit ab (siehe ▶ S. 25). Dies trifft auch für das Bergauflaufen zu – selbst wenn es sich um relativ geringe Steigungen von 3–4% handelt. Bereits beim Skiwandern mit einem Tempo von 4,8 km pro Stunde auf nahezu ebener Strecke in 1100 m Höhe wurden deutlich erhöhte Spiegel an Stresshormonen im Blut gemessen, wie sie intensiven körperlichen Anstrengungen im Flachland entsprachen. Bei einigen Patienten bewirkte dieser Stresshormonanstieg im Körper ernst zu nehmende Herzrhythmusstörungen, die man im Flachland bei diesen Patienten nicht fand. Hierdurch kann es bei Vorliegen von verengten Herzkranzgefäßen zu einem

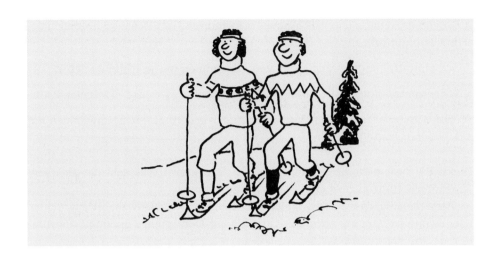

Sauerstoffmangel im Herzmuskel oder bei pumpgeschwächtem Herzen – auch oh-ne vorherige Warnsymptome – zu einer akuten Pumpschwäche kommen. Es ist also individuell zu klären, ob einem Patienten das Skiwandern ohne Bedenken zu-gemutet werden kann und wenn ja, unter welchen Bedingungen. Diese Bedingun-gen betreffen v. a. die Höhenlage des Skigebietes, die Art der Loipe mit Steigungen und Gefälle, die Schneebeschaffenheit, Wind und Kälte sowie die Gestaltung der Skitouren nach Belastungsintensität und Dauer.

## So gestalten Sie Ihre Skiwanderung

Unter Skiwandern mit Herzpatienten ist nicht das Tourenskiwandern oder Ski-langlauf im Stile eines Rennläufers zu verstehen. Skiwandern meint das Bewegen auf Skiern in der Loipe im Stil eines Spazierganges oder einer Wanderung. Dabei hat Ehrgeiz nach langer Strecke, schnellem Tempo oder anstrengenden Steigun-gen wenig Platz.

Welche Höhenlagen sind zum Ski- und Fußwandern im Schnee zu empfehlen? Hier gelten die gleichen Empfehlungen wie für das Bergwandern (siehe ▶ S. 31).

Wählen Sie eine Loipe, die weitgehend eben ist. Falls Sie beim Bergabfahren Angst und Unsicherheit vor einem Sturz spüren, wäre es vernünftig, die Ski abzu-schnallen und zu Fuß abzusteigen. Auch beim Skiwandern dient Ihre Trainings-herzfrequenz zur Belastungskontrolle.

Überforderungen kann man von vornherein vermeiden, wenn folgende Situa-tionen bedacht werden: Geht es bergauf oder ist der Schnee nass, so ist von einer höheren Belastung auszugehen als beim Skifahren auf der Ebene bzw. bei trocke-nem Schnee; folglich sollten Sie langsamer fahren, Pausen einlegen usw. In Bezug auf die Länge einer Tour ist zu Beginn eine Dauer von 20–30 Minuten vernünftig.

Hierbei können Sie Ihre Körperreaktionen und Ihren momentanen Übungsstand kennen lernen. Bei Toleranz der Belastung kann die Skiwanderung auf 30–60 Minuten ausgedehnt werden.

### Das sollten Sie beim Skiwandern beachten

- Skiwandern fordert eine Belastbarkeit des Herzens von mindestens 1,5 W pro kg Körpergewicht.
- Die Loipe sollte weitgehend eben sein. Bei Anstiegen bzw. Angst vor Abfahrten lieber abschnallen und gehen.
- Die Belastung des Herzens durch Messen der Herzfrequenz kontrollieren; hierbei auch auf den Rhythmus des Herzschlages achten.
- Die Länge der Skiwanderung sollte zu Beginn 20–30 Minuten nicht überschreiten. Bei Toleranz kann sie auf 30–60 Minuten ausgedehnt werden.

## Rudern und Kanu    75 W    ≥100 W

Noch mehr als beim Skiwandern kommt es beim Kanufahren und Rudern zu steilen Blutdruckanstiegen, weil die Muskulatur von Armen und Oberkörper Kraftarbeit leisten muss. Hiermit verbunden ist ungünstige Druckarbeit für das Herz (siehe ▶ S. 25). Ein regelrechter Ruder- und Kanusport – sei es im Freien oder auf einem Ruderergometer – gilt für ein Ausdauertraining nicht zu den günstigsten Sportarten. Bei Patienten mit mittlerer und höherer Belastbarkeit des Herzens (75 W, ≥100 W) ist gegen eine Rudertour, bei der gemütliche Ruderschläge das Boot durchs Wasser gleiten lassen, nichts einzuwenden.

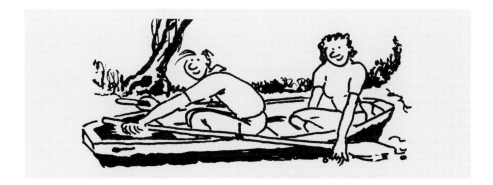

## Spiele  50 W   75 W   ≥100 W

Spiele sollen Spaß machen und dazu beitragen, dass Sie bzgl. regelmäßiger Bewegung »bei der Stange bleiben«. Beim Spielen unter Leistungs- und Wettkampfgedanken jedoch liegt die Gefahr einer Überlastung des Herzens nahe, vor allem bei leistungsbezogenen Patienten.

Spiele bieten auch die ideale Möglichkeit, sein eigenes Verhalten zu beobachten, sich gesundheitsabträgliches Leistungsverhalten bewusst zu machen und dieses modifizieren zu lernen.

## Welche Spiele sind für Herzpatienten geeignet?

Zunächst zu den *nicht geeigneten Spielen:* Alle Feldspiele, bei denen Sie viel laufen müssen, wie beim *Fußball, Handball* oder *Basketball,* sind in jedem Fall ungeeignet, – selbst wenn Ihr Herz gut belastbar ist oder Sie noch jung sind und bis zum Herzinfarkt beispielsweise Fußball gespielt haben. Die Überlastungsquellen sind eindeutig: Schnelle Antritte, wiederholtes schnelles Laufen bzw. Sprinten über Strecken und die emotionale Anspannung überfluten Ihren Körper mit Stresshormonen und erzeugen eine hohe Herz-Kreislauf-Belastung. Hiermit verbunden kann es zu Herzrhythmusstörungen kommen, die, wie Beispiele aus dem Profi-Fußball zeigen, nicht immer einen glimpflichen Ausgang haben. Darüber hinaus ist bei Mannschaftsballspielen die Verletzungsgefahr gegeben, denken Sie z. B. an das Umknicken des Fußgelenks oder an Stürze.

Beim *Squashspiel* wurden bei gesunden Männern im Alter zwischen 46 und 57 Jahren Herzfrequenzen von bis zu 170 Schlägen pro Minute gemessen, im Blut zeigten sich hohe Werte für Adrenalin und Noradrenalin, und der Säuregehalt der Muskulatur war um mehr als das Dreifache des Ruhewertes angestiegen. All

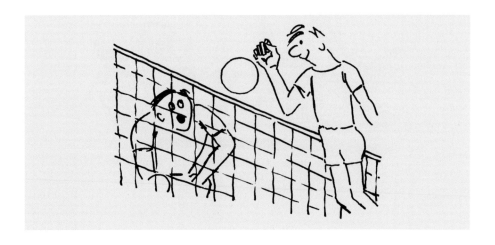

dies weist auf eine hohe Herz-Kreislauf-Belastung durch Squashspielen hin. Es wird verständlich, dass Squash für Herzpatienten ungeeignet ist.

Zum »Ja« oder »Nein« des *Tennisspielens* bei Herzerkrankung herrschen kontroverse Meinungen. Ein Grund dafür ist, dass beim »normalen« Tennis im Einzelspiel Messungen des Blutdrucks in der Arterie Werte von 250 mmHg und mehr für den systolischen Blutdruckwert ergaben. Diese bedeuten hohe Druckbelastungen für das Herz, die einerseits zur Erhöhung des Sauerstoffbedarfs und andererseits zur Verschlechterung des Sauerstoffangebotes im Herzmuskel führen. Tennisspielen kann jedoch dann erlaubt werden, wenn folgende Voraussetzungen erfüllt sind: Der Patient sollte

- eine hohe Belastbarkeit des Herzens von 1,5–2 W pro kg Körpergewicht aufweisen (dies entspricht für einen 80 kg schweren Patienten etwa 125–150 W);
- keinen falschen Ehrgeiz oder ein draufgängerisches Spielverhalten zeigen;
- mit dem Tennisspielen bereits vor der Erkrankung vertraut gewesen sein.

Zu bedenken ist, dass »Tennisveteran-sein« kein Schutz vor einer möglichen Überlastung des Herzens ist. Oft sind es gerade diese Spieler, die sich leicht überschätzen und übertriebenen Ehrgeiz entwickeln. Die Teilnahme an Punktspielen und Turnieren wird nicht empfohlen.

Nun zu den *geeigneten Spielen: Tischtennis* und *Federball* sind für Patienten mit einer Belastbarkeit von mehr als 1 W pro kg Körpergewicht geeignet, wenn Sie in einem »gemütlichen« Stil spielen. Aber auch hierbei werden Sie bemerken, dass Ihr Puls recht schnell auf eine Höhe ansteigen kann, die oberhalb Ihrer Trainingsherzfrequenz liegt. Spielen Sie also gelassen und legen Sie Pausen ein.

Das *Family-Tennisspiel* ist auch für Patienten geeignet, die mit etwa 0,8 W pro kg Körpergewicht belastbar sind. Da der leichte Schaumstoffball langsamer fliegt bzw. vom Boden abprallt und das Schlagen leichter fällt, ist diese Art von Tennis mit viel weniger Anstrengung verbunden als das richtige Tennis. Das Spielfeld ist so klein zu halten, dass Sie sich jeweils nur 2–3 Schritte bewegen müssen, um an den Ball zu kommen.

Für Patienten mit einer Belastbarkeit von mehr als 1 W pro kg Körpergewicht sind auch kleine Mannschaftsspiele wie *Ball-über-die-Schnur, Prellball* und *Volleyball* geeignet. Während Prellball und Ball-über-die-Schnur ohne großes vorheriges technisches Üben gespielt werden können, erfordert Volleyball vorab insbesondere das Üben des Pritschens, das ist die besondere Technik von Annahme und Abspiel des Balles.

Um die Belastung auch bei diesen Spielen im akzeptablen Rahmen zu halten, sollte das Spielfeld so klein sein, dass jeder Spieler nur maximal 3–4 Schritte zu gehen oder laufen hat, um den Ball zu erreichen. Das häufige Rotieren der Spieler im Spielfeld auf eine weniger anstrengende Position (z. B. vom Netz ins hintere Spielfeld), vermindert ebenfalls die Spielbelastung. Auch durch Änderung der Spielregeln (z. B. den Ball erst nach 1- oder 2-maligem Aufprellen auf dem Boden annehmen) bremst die Anforderung an den Spieler und hält damit die Herzbelastung geringer.

Das *Golfspielen* vereint Anforderungen an Ausdauer, Kraftausdauer, Konzentration und Geschicklichkeit. Golfen in originaler Form heißt einen unmotorisierten Trolly mit einer Anzahl von mindestens 5 bis maximal 14 Schlägern zu ziehen oder aber die Schläger in einem Bag zu tragen. Nicht nur hierdurch werden Herz und Kreislauf belastet, sondern auch durch die Größe des Platzes und die Anzahl der Löcher. Ein 9-Loch-Platz kann bis zu 5 km Wegstrecke und 2 oder mehr Stunden Bewegung fordern Ein 18-Loch-Platz beispielsweise kann 9 km Gehstrecke ausweisen und 3 bis 4 und mehr Stunden Bewegungszeit beanspruchen. Die Belastung des Herzens variiert auch je nach flachem bzw. hügeligem Gelände. Untersuchungen haben gezeigt, dass bei geübten Golfern während eines 18-Loch-Spiels die Herzfrequenz durchschnittlich um 105 Schlägen pro Minute lag, die höchsten Herzfrequenzen um 135 Schlägen pro Minute. Der Blutdruck zeigte keine wesentlichen Anstiege. Insgesamt kann von einer mittleren Belastungsintensität um 75 W ausgegangen werden.

Berücksichtigt man alle Belastungsfaktoren, die beim Golfen zusammenkommen, so ergibt sich für eine Stunde Golfspielen ein Energieverbrauch von ca. 340 kcal. Für eine Golfrunde bei einer Dauer von etwa 4 Stunden bedeutet dies einen Verbrauch von etwa 1300–1500 kcal. Dieser Energieverbrauch lässt annehmen, dass Golfen einen positiven Effekt auf die Risikofaktoren der Gefäße und den Verlauf der Koronarerkrankung haben dürfte (siehe ▶ S. 8).

Wer Golf spielen möchte, sollte sich von Seiten des Herzens eine Belastbarkeit von mindestens 1 W pro kg Körpergewicht zumuten können; dies entspricht je nach Körpergewicht 75 W und mehr. Dabei spielt es keine Rolle, ob vor der Erkrankung bereits Golf gespielt wurde oder es erst nach der Erkrankung erlernt wird. Möglichkeiten einer Belastungsreduktion ergeben sich beispielsweise durch:

- Erlernen einer korrekten Schlagtechnik;
- Ausatmen beim Abschlag zur Vermeidung der Pressatmung (siehe ▶ S. 47);
- Verringerung der Anzahl der zu spielenden Löcher und damit Verkürzung der Gehstrecke;
- evtl. Benutzung eines elektrisch angetriebenen Caddies.

Aus orthopädischer Sicht hat Golfen eine kritische Seite: Die starke Rotation des Körpers beim Ausholen zum Schlag belastet Brust- und Lendenwirbelsäule sowie Kniegelenke. Dies könnte für herzoperierte Patienten, die eine Sternotomie hatten, ein Problem sein. Daher empfiehlt sich, unter fachkundiger Anleitung eine schonende Technik zu erlernen. Vor dem Spiel sind Gelenke und Muskeln durch spezifische Übungen aufzuwärmen, zu dehnen und beweglich zu machen.

## Das sollten Sie bei den Spielen beachten

— Fußball, Handball, Basketball und Squash sind für Herzpatienten ungeeignet.

— Für Patienten mit einer Belastbarkeit von 1 W pro kg Körpergewicht und mehr sind Spiele wie Prellball, Ball-über-die-Schnur und Volleyball sowie Tischtennis und Federball geeignet. Ab einer Belastbarkeit von etwa 0,8 W pro kg Körpergewicht kommt das Family-Tennis in Frage.

— Die Spielregeln sollten so verändert werden, dass die Herzbelastung möglichst gering gehalten wird (z. B. Verkleinerung des Spielfeldes; vor Annahme den Ball mehrmalig aufprellen lassen).

## Krafttraining oder Muskelaufbautraining   75 W   ≥100 W

Bis vor wenigen Jahren wurden Kraftbelastungen aufgrund möglicher Herz-Kreislauf-Risiken als nicht empfehlenswert für Herzpatienten angesehen. Wissenschaftliche Studien widerlegten diese Annahme, und heute ist das Muskelaufbautraining oder dosierte Krafttraining an spezifischen Trainingsgeräten mit Gewichten ein fester Bestandteil der Bewegungstherapie für Herzpatienten. Ein gewisses Maß an Muskelkraft ist notwendig, um das tägliche Leben zu bewältigen, Gelenke zu stabilisieren und damit orthopädische Beschwerden auszugleichen. Die Skelettmuskeln stellen zudem das größte Stoffwechselorgan dar, indem sie Kohlenhydrate und Fette unter muskulärer Aktivität verbrennen. Das heißt, der Erhalt einer guten Muskelmasse ist notwendig, um den Risikofaktoren, die zu Zuckerkrankheit, Bluthochdruck und Gefäßverkalkung führen, entgegen zu treten.

Untersuchungen der Reaktionen des Herz-Kreislauf-Systems von Infarktpatienten während Kraftbelastungen an Zug- und Druckmaschinen haben durchschnittliche Blutdruckwerte von unter 200 mmHg ergeben und Herzfrequenzen im Bereich zwischen 100–110 Schlägen pro Minute gezeigt. Diese Werte zeigen, dass – im Gegensatz zum Ausdauertraining – bei Kraftbelastungen der Blutdruck relativ stärker als die Herzfrequenz ansteigt. Das bedeutet, dass bei Dosierung des Krafttrainings anhand der Trainingsherzfrequenz des Ausdauertrainings (siehe ▶ S. 21) die wahre Herz-Kreislauf-Belastung nicht berücksichtigt wird.

Herz-Kreislauf-belastend wirkt auch die *Pressatmung*. Sie pressatmen, wenn Sie versuchen, gegen verschlossene Atemwege auszuatmen. Dies tun Sie z. B. beim Anheben und Tragen eines schweren Gegenstandes, um durch Fixieren v. a. der Bauchmuskulatur mehr Kraft aufbringen zu können. Beim Pressatmen wurden Blutdruckwerte von über 300/150 mmHg gemessen. Ferner ist der Blutrückfluss zum Herzen teilweise unterbunden. Sofort nach Beendigung der Pressatmung, also dann, wenn Sie stoßartig den Atem hinauslassen, können ernst zu nehmende Rhythmusstörungen auftreten. Für ein Krafttraining bedeutet dies: Halten Sie nie die Luft an. Atmen Sie laut und deutlich aus, wenn Sie einen Widerstand anheben oder wegdrücken. Eine Kraftbelastung, bei der Sie pressatmen müssen, ist zu schwer für Sie.

## Was ist vor Aufnahme eines Muskelaufbautrainings an Trainingsgeräten zu beachten?

Es sollte(n)

- eine Belastbarkeit des Herzens von mindestens 1–1,2 W pro kg Körpergewicht vorliegen, d. h. etwa 75–100 W;
- der Blutdruck in Ruhe und unter Belastung normal sein;
- keine ernsthaften Herzrhythmusstörungen in Ruhe und unter Belastung vorliegen;
- vor Aufnahme eines Muskelaufbautrainings ein mehrwöchiges ausdauerbetontes Training ohne Probleme toleriert werden.

## Wo und wie ist das Muskelaufbautraining durchzuführen?

In Kliniken und Fitnessstudios finden Sie geeignete Trainingsgeräte. Während Sie in Kliniken durch versierte Krankengymnasten und Bewegungstherapeuten zu einem korrekten Üben angeleitet werden, ist dies in den Fitnessstudios häufig nicht der Fall, weil hier der Profit und nicht so sehr die Beachtung des medizinischen Problems im Vordergrund steht. Deshalb schauen Sie sich vorher genau an, wem Sie sich anvertrauen!

Die Herz-Kreislauf-Belastung beim Krafttraining wird durch eine Vielzahl von Faktoren bestimmt: den zu überwindenden Widerstand (Gewicht), die Größe der eingesetzten Muskulatur, die Häufigkeit der Wiederholung einer Übung, die Anzahl absolvierter Übungen und vieles mehr. Ein erfahrener Bewegungstherapeut oder Übungsleiter sollte Ihnen ein individuell zugeschnittenes Übungsprogramm zusammenstellen und Ihnen Hinweise zur Dosierung und Belastungskontrolle geben können. Die Muskelspannung, mit der Sie sicher und effektiv trainieren, ist vorher auszutesten. Sie liegt zwischen 30% und 60% der maximal erreichten Kraft, die Sie in diesem Test unter Vermeidung der Pressatmung aufbringen konnten. Üblicherweise beginnen Herzpatienten mit leichten Gewichten und relativ vielen Übungswiederholungen, die sie durch Einsatz großer Muskelgruppen (z. B. Schulter-umspannende Muskulatur und beide Arme) überwinden. Im Laufe der Zeit werden die Gewichte erhöht, dafür wird die Anzahl der Wiederholungen verringert. Die Auswahl der Übungen ist unter Berücksichtigung Ihres persönlichen Bedarfs zu treffen. Wenn Sie regelmäßig ein Krafttraining durchführen, so empfehlen sich von Zeit zu Zeit echokardiographische Kontrolluntersuchungen der Funktion Ihres Herzmuskels.

## Gymnastik  $\boxed{<25\,\text{W}}$ $\boxed{25\,\text{W}}$ $\boxed{50\,\text{W}}$ $\boxed{75\,\text{W}}$ $\boxed{\geq100\,\text{W}}$

Gymnastische Übungen fördern die Beweglichkeit, die Koordinationsfähigkeit und die Geschicklichkeit.

Für viele Patienten ist Gymnastik ein Gräuel, v. a. wenn sie sie zu Hause allein durchführen sollen. Dabei genügen täglich 3–4 Übungen. Die Summe des täglichen kurzen Übens bringt Ihnen über Wochen und Monate den spürbaren Erfolg. Räumen Sie der Gymnastik am besten einen festen Platz im Tagesablauf ein. Wie wär's am Morgen nach dem Duschen? Sie würden frischer in den Tag gehen! Im Bad hätten Sie das Handtuch als Gymnastikgerät, mit dem Sie viele der ab ▸ S. 50 vorgeschlagenen Übungen durchführen könnten.

### Grundsätzliches zur Gymnastik

- Die Gymnastik wird als Standardprogramm durchgeführt, also mit bestimmten, sich wiederholenden Übungen. Der Vorteil ist, dass Sie bekannte Übungen genauer ausführen und so der Effekt größer wird. Zudem können Sie Verbesserungen leichter wahrnehmen.
- Nicht die Anzahl der Übungswiederholungen ist entscheidend für den Übungserfolg, sondern die bewusste und korrekte Bewegungsausführung.
- Wenn Sie erst wenige Wochen eine Herzoperation hinter sich haben, sind reißende und Scherbewegungen mit Armen und Schultergürtel zu vermeiden.
- Nie unter Gelenk- und Muskelschmerzen üben!

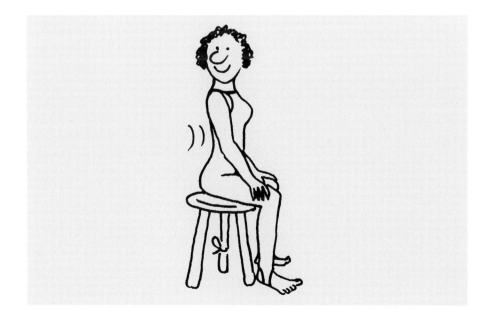

Bevor die einzelnen Übungen praktisch beschrieben werden, noch eines: Die folgende Gymnastik ist keine Krankengymnastik, die gezielt auf bestimmte orthopädische Probleme eingeht. Die Übungen sprechen vielmehr den Körper in allgemeiner Weise an. Das heißt, sie machen Gelenke beweglicher und Muskeln geschmeidiger, verbessern die Körperhaltung und die Atemkapazität. Falls Sie bei der Gymnastik auf einem Hocker oder Stuhl sitzen, stellen Sie die Beine in Hüft-, Knie- und Fußgelenken rechtwinklig auf, die Füße und Knie stehen dabei hüftbreit auseinander, und richten Sie den Oberkörper auf!

Suchen Sie sich aus dem folgenden für Sie zutreffenden Programm täglich 3–4 Übungen heraus. Montags z. B. solche für die Beine und das Becken, dienstags Übungen für die Wirbelsäule, mittwochs für den Schultergürtel, donnerstags z. B. Atemübungen usw. Sie werden bemerken: wenig Aufwand für spürbaren Erfolg.

## Hockergymnastik für die <25-Watt-Belastbarkeit

| Übungen | Wo bewirken Sie was? |
|---|---|
| 1. Jeweils einen Arm vor- und rückschwingen | Dehnung und Lockerung der Schulterumspannenden Muskulatur |
| 2. Mit einer Schulter kreisen: vorwärts, rückwärts | Beweglichmachen der Schultergelenke |
| 3. Atemübung: aufrechter Sitz, Arme hängen; Schulter zurücknehmen und durch die Nase bis in den Bauch einatmen; danach Schultern »loslassen« und langsam und lange ausatmen | Verbesserung der Atmung |
| 4. Den Oberkörper durch sein eigenes Gewicht zur linken, dann zur rechten Seite neigen | Dehnung der Seitneigemuskulatur |

| Übungen | Wo bewirken Sie was? |
|---|---|
| 5. Hände auf die Knie stützen; Oberkörper »gerade halten« und nach hinten neigen, dabei ausatmen; dann nach vorne beugen, dabei einatmen | Kräftigung der Bauch- und Rückenmuskeln |

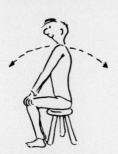

| | |
|---|---|
| 6. Im Wechsel eine Schulter nach oben, die andere nach unten ziehen | Beweglichmachen des Schultergürtels |
| 7. Einarmig üben: Hand zur Schulter führen und Oberarm- und Schultermuskeln weich anspannen, dann den Arm lockernd nach unten schwingen | Kräftigung der Oberarm- und Schultermuskulatur |

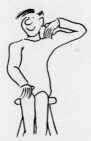

| | |
|---|---|
| 8. Den linken Arm über den Kopf zur rechten Seite führen, dann den rechten Arm über den Kopf zur linken Seite führen, dabei jeweils tief einatmen | Beweglichmachen der Schultergelenke, Dehnung der Zwischenrippenmuskulatur, Verbesserung der Atmung |

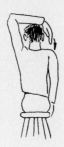
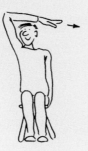

**5**

| Übungen | Wo bewirken Sie was? |
|---|---|
| 9. Auf den Fußsohlen abrollen von der Ferse zur Spitze und zurück | Durchblutungsförderung in Waden |
| 10. Durch Abrollen auf dem rechten Fuß mit dem rechten Bein zur Seite wandern; danach Gleiches mit dem linken Bein | Durchblutungsförderung in Waden, Dehnung der Anspreizmuskeln |
| 11. Abwechselnd das linke, dann das rechte Bein gebeugt anheben (Atmung: beim Anheben ausatmen, beim Absetzen einatmen) | Kräftigung der Hüftbeugemuskulatur 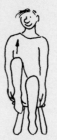 |
| 12. Übungen mit den Händen:<br>– die Finger greifen und spreizen<br>– mit der rechten Hand kreisen, gleichzeitig die linke Hand beugen und strecken | Verbesserung von Konzentration und Geschicklichkeit |
| 13. Beine grätschen, Füße aufsetzen; mit beiden Händen auf dem rechten Bein, dann auf dem linken Bein herunter gleiten<br>*Wichtig:*<br>Rücken »gerade« halten (Atmung: beim Beugen ausatmen, beim Aufrichten einatmen) | Kräftigung der Rückenstreck-muskulatur, Beweglichmachen der Hüft-umspannenden Muskulatur |
| 14. Ein Bein gestreckt vorstellen und die Ferse aufsetzen; Fußspitze zu sich ziehen, die Beinmuskulatur anspannen und die Spannung 5 Sekunden halten; aufs Atmen achten | Kräftigung der Oberschenkel- und Schienbeinmuskulatur, Dehnung der Wadenmuskulatur und der Achillessehne 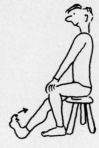 |

| Übungen | Wo bewirken Sie was? |
|---|---|
| 15. Mit dem Oberkörper entspannt zusammensinken und ausatmen; dann den Oberkörper langsam aufrichten und tief einatmen bis in den Bauch | Entspannung |

## Hockergymnastik für die 25-Watt-Belastbarkeit

| Übungen | Wo bewirken Sie was? |
|---|---|
| 1. Beide Arme parallel vor- und rückschwingen, wechselseitig schwingen | Lockerung der Schulterumspannenden Muskulatur |
| 2. Mit beiden Schultern kreisen: vorwärts, rückwärts, wechselseitig | Dehnung der Brustkorbumspannenden Muskulatur, Beweglichmachen der Schultergelenke |
| 3. Atemübung: aufrechter Sitz, Arme hängen; Schultern zurücknehmen und durch die Nase einatmen bis in den Bauch; danach Schultern lösen und langsam und lange ausatmen durch den Mund | Verbesserung der Atmung |
| 4. a) Die Finger greifen und spreizen; b) mit der rechten Hand kreisen und gleichzeitig die linke Hand beugen und strecken; c) Übung wie b), dazu mit beiden Füßen von der Ferse zur Spitze abrollen | Verbesserung von Konzentration und Geschicklichkeit |
| 5. Beide Arme vorstrecken, dann an die Schultern beugen; dabei Oberarm- und Schultermuskeln kräftig anspannen | Kräftigung der Schulter- und Oberarmmuskulatur |

| Übungen | Wo bewirken Sie was? |
|---|---|

6. Hände an die Schultern legen; rechten Ellbogen und linkes Knie aufeinander zuführen, danach Oberkörper wieder aufrichten und linken Ellbogen und rechtes Knie aufeinander zuführen (Atmung: beim Zusammenführen ausatmen, beim Aufrichten des Oberkörpers einatmen)

Kräftigung der Hüftbeuge- und Bauchmuskulatur, Beweglichmachen der Wirbelsäule, Verbesserung der Geschicklichkeit

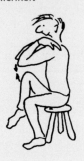

7. Aufrechte Oberkörperhaltung, Arme gebeugt am Körper halten; den Oberkörper nach links und rechts drehen (rotieren)

Beweglichmachen von Armen und Wirbelsäule

8. Der »gerade« gehaltene Oberkörper zieht durch sein eigenes Gewicht zur linken und zur rechten Seite (Atmung: beim Seitbeugen ausatmen, beim Aufrichten einatmen)

Dehnung der Seitneigemuskulatur, Beweglichmachen der Wirbelsäule

9. Hände auf die Knie stützen; Oberkörper »gerade« halten und vorbeugen sowie rückneigen (Atmung: beim Rückneigen ausatmen, beim Vorbeugen einatmen)

Kräftigung der Bauch- und Rückenmuskulatur

10. Rechtes Knie und linkes Knie nacheinander anheben, die Hände unter dem angehobenen Bein zusammenschwingen

Kräftigung der Hüftbeugemuskulatur, Beweglichmachen von Wirbelsäule und Hüftgelenken

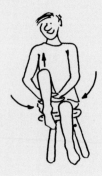

| Übungen | Wo bewirken Sie was? |
|---|---|

11. Aufrechte Oberkörperhaltung:
    - den rechten (linken) Arm über den Kopf zur linken (rechten) Seite führen;
    - den rechten (linken) Arm hinter dem Rücken zur linken (rechten) Seite führen;
    - beide Armbewegungen gemeinsam ausführen

Beweglichmachen der Schultergelenke, Dehnung der Brust- und Zwischenrippenmuskulatur

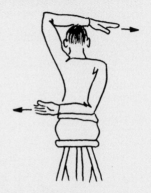

12. Im Stand:
    Schrittstellung, Fußspitzen zeigen nach vorn; die Ferse des hinteren Fußes langsam auf den Boden drücken, Spannung 10 Sek. halten; dann wiederholen

Dehnung der Wadenmuskulatur und der Achillessehne, Verbesserung des Gleichgewichtes

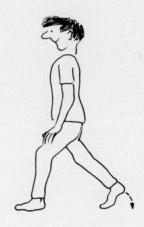

| Übungen | Wo bewirken Sie was? |
|---|---|
| 13. Im Sitzen auf dem Hocker: Beine rechtwinklig aufstellen; einen Fuß in den Boden stemmen, dabei ausatmen (die Länge der Ausatmung bestimmt die Länge des Stemmens) | Kräftigung der Oberschenkelmuskulatur |
| 14. Entspannte Kauerhaltung (Kutscherhaltung): Den Rücken vom »Kreuz« an langsam aufrichten, dabei durch die Nase tief einatmen; danach entspannt zusammensinken und durch den Mund ausatmen | Entspannung |

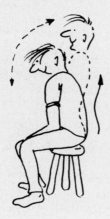

## Gymnastik im Stehen, Gehen und Sitzen für die 50-Watt-Belastbarkeit

| Übungen | Wo bewirken Sie was? |
|---|---|
| 1. Gehen; dabei Schulterkreisen: vorwärts, rückwärts, wechselseitig | Dehnung und Lockerung der Schulter-umspannenden Muskulatur, Beweglichmachen der Schulter-gelenke |
| 2. Im Grätschstand Hände an die Schultern legen, Arme seitlich abge-spreizt; Ellbogen nach hinten führen und einatmen; danach vor der Brust zusammenfahren und ausatmen | Dehnung der Brustmuskulatur, Verbesserung der Atmung 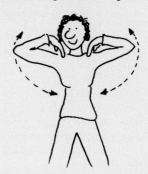 |
| 3. Auf Zehenspitzen gehen; beide Arme hochstrecken und sich räkeln | Beweglichmachen der Schulter-gelenke, Dehnung der Zwischen-rippenmuskeln |
| 4. Grätschstand mit leicht gebeugten Knien: den »gerade« gehaltenen Ober-körper langsam vorbeugen und wieder aufrichten | Kräftigung der Rückenmuskulatur 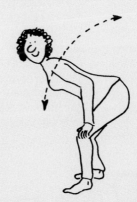 |
| 5. Grätschstand: den Oberkörper nach rechts, nach links verdrehen (rotieren); die Arme in Körpernähe halten | Beweglichmachen der Wirbelsäule |

**5**

| Übungen | Wo bewirken Sie was? |
|---|---|
| 6. Grätschstand: den »gerade« gehaltenen Oberkörper im Wechsel zur linken und zur rechten Seite neigen (Atmung: beim Neigen ausatmen, beim Aufrichten einatmen) | Dehnung der Seitneigemuskulatur |
| 7. Hände an die Schultern legen; im Gehen rechten Ellbogen und linkes Knie, dann linken Ellbogen und rechtes Knie vor dem Körper zusammenführen, dabei ausatmen; zwischendurch Oberkörper aufrichten und einatmen | Kräftigung von Hüftbeugemuskeln und Bauchmuskeln, Beweglichmachen von Wirbelsäule und Hüftgelenke |
| 8. Beim Gehen in kleinen Schritten von der Ferse bis zur Spitze intensiv abrollen | Durchblutungsförderung der Beinmuskulatur |
| 9. Grätschstand: mit einer Hand einen gedachten Widerstand vom Körper zur Seite drücken, dann an den Körper heranziehen; dabei kräftig Arm- und Schultermuskeln anspannen; atmen! | Kräftigung der Oberarm- und Schulter-umspannenden Muskulatur 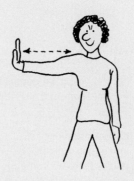 |
| 10. Vierfüßlerstand: Mit Händen, Knien und Füßen Bodenkontakt; im Wechsel Katzenbuckel machen und ins Hohlkreuz gehen (Atmung: beim Buckelmachen ausatmen, beim Hohlkreuzbilden einatmen) | Beweglichmachen der Wirbelsäule, Verbesserung der Körperwahrnehmung |

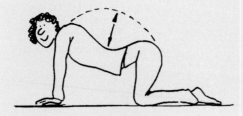

| Übungen | Wo bewirken Sie was? |
|---|---|
| 11. Schrittstellung:<br>Füße zeigen nach vorne; im Wechsel den Körperschwerpunkt absenken und wieder anheben | Dehnung der Hüftbeuge- und Wadenmuskulatur, Kräftigung der Oberschenkelmuskulatur |
| 12. Grätschstand:<br>Körpergewicht im Wechsel verlagern auf linkes Bein, auf rechtes Bein | Dehnung der Muskulatur an der Oberschenkelinnenseite, Kräftigung der Oberschenkelmuskulatur |

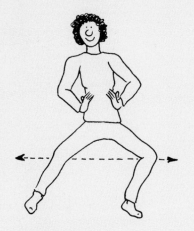

| | |
|---|---|
| 13. Hüftbreiter Grätschstand:<br>In den Knien leicht federn, Arme schwingen locker wechselseitig vor | Lockerung, Entspannung |

## Gymnastik im Stehen, Gehen und Sitzen
## für die 75- und 100-Watt-Belastbarkeit

| Übungen | Wo bewirken Sie was? |
|---|---|
| 1.   Gehen:<br>wechselseitiges Kreisen mit den Armen | Beweglichmachen der Schulter-<br>gelenke |

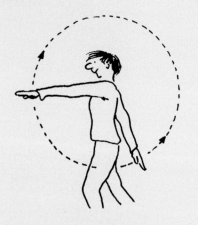

| | |
|---|---|
| 2.   Beide Arme nach hinten führen über<br>oben, unten, auf Schulterhöhe | Dehnung von Brustmuskulatur und<br>Schulter-umspannender Muskulatur |

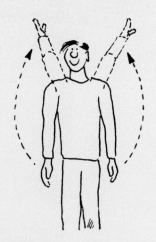

| | |
|---|---|
| 3.   Grätschstand:<br>Arme in Hochhalte, linke Hand umfasst<br>rechten Daumen; sich maximal strecken,<br>dabei einatmen; danach Arme absenken<br>und ausatmen | Dehnung der Rumpfmuskulatur |

| Übungen | Wo bewirken Sie was? |
|---|---|
| 4. Grätschstand:<br>bei abgewinkelten Ellbogen Arme vor der Brust halten; Oberkörper nach rechts und nach links drehen | Beweglichmachen der Wirbelsäule |
| 5. Hüftbreiter Stand:<br>Arme schwingen vor- und rückwärts; im Schwingrhythmus in den Knien leicht mitfedern | Kräftigung der Oberschenkel- und Gesäßmuskeln, Lockerung der Schultermuskulatur |
| 6. Grätschstand:<br>Oberkörper zur rechten Seite, zur linken Seite neigen<br>– bei hängenden Armen<br>– wenn Hände auf Schultern liegen<br>(Atmung: beim Beugen ausatmen, beim Aufrichten einatmen) | Dehnung der Seitneigemuskulatur |
| 7. Flaches Hüpfen<br>– in Grätschstellung<br>– in Schrittstellung<br>– »Wedeln« | Verbesserung von Gleichgewicht und Gewandtheit, Beweglichmachen der Lendenwirbelsäule |
| 8. Mit einer Hand festhalten,<br>Einbeinstand: das andere Bein<br>– vor- und rückschwingen<br>– abspreizen<br>– beschreibt schwungvoll eine 8 | Kräftigung der Standbeinmuskulatur, Beweglichmachen der Hüftgelenke, Verbesserung des Gleichgewichtes |

**5**

| Übungen | Wo bewirken Sie was? |
|---|---|
| 9. Grätschstand:<br>Körpergewicht verlagern jeweils auf das gebeugte Bein | Dehnung der Anspreizmuskeln |
| 10. Mit einer Hand festhalten, Stand auf dem linken Bein:<br>rechtes Bein anwinkeln und Fußgelenk mit rechter Hand umfassen; den Oberschenkel behutsam nach hinten ziehen und wieder vorschieben | Dehnung der Hüftbeugemuskulatur 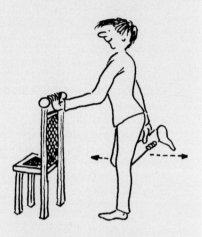 |
| 11. Gehen<br>– mit großen Schritten<br>– auf den Fußspitzen<br>– auf den Fersen | Kräftigung von Oberschenkel-, Waden- und Schienbeinmuskulatur, Dehnung der Wadenmuskulatur, Verbesserung von Gewandtheit und Gleichgewicht |
| 12. Schrittstellung:<br>Fußspitzen zeigen nach vorn; die Ferse des hinteren Fußes behutsam auf den Boden drücken und wieder anziehen | Dehnung der Wadenmuskulatur und der Achillessehne |

| Übungen | Wo bewirken Sie was? |
|---|---|
| 13. Auf Brusthöhe Finger ineinander ver-<br>haken; Arme abwinkeln und 3–5 Sek.<br>auseinander ziehen; anschließend<br>Schulter- und Armmuskulatur lockern;<br>auf kontinuierliches Atmen achten | Kräftigung von Oberarm-<br>und Schultermuskulatur |

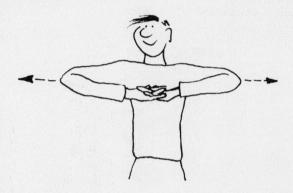

| | |
|---|---|
| 14. Langsitz auf dem Boden:<br>gestrecktes Bein über einen gedachten<br>Gegenstand heben und ablegen:<br>– 2-mal hin- und herheben, ohne zwi-<br>schendurch abzulegen<br>– 3-mal hin- und herheben, ohne zwi-<br>schendurch abzulegen;<br>auf kontinuierliches Atmen achten | Kräftigung von Bauch-, Hüftbeuge-<br>und Oberschenkelmuskulatur |

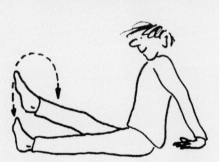

| Übungen | Wo bewirken Sie was? |
|---|---|
| 15. Grätschstand:<br>Beine leicht gebeugt, Arme am Körper halten; den aufgerichteten Oberkörper langsam in die waagerechte Haltung senken und wieder aufrichten (Atmung: beim Beugen ausatmen, beim Aufrichten einatmen) | Kräftigung der Rückenmuskulatur |

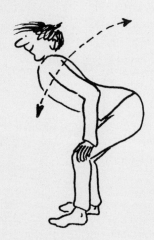

| | |
|---|---|
| 16. Gehen:<br>Arme in Hochhalte; sich räkeln und strecken, dabei einatmen; danach in sich zusammensinken und ausatmen | Entspannung |

# Bewegung bei Bluthochdruck

Auf ▶ S. 9 haben Sie erfahren, dass ein erhöhter Bluthochdruck durch körperliche Bewegung gesenkt werden kann. Bei der Verordnung der Bewegungstherapie sollte zwischen 3 Patientengruppen unterschieden werden:

- Gruppe 1: Patienten mit wechselnden Blutdruckwerten, d.h. mit Werten, die zeitweise normal und zeitweise erhöht sind;
- Gruppe 2: Patienten mit ständig erhöhten Blutdruckwerten von mehr als 160/95 mmHg in Ruhe;
- Gruppe 3: Patienten mit ständig erhöhten Blutdruckwerten und einer hierdurch entstandenen Schädigung von Organen (z.B. Koronargefäße, Herzmuskel, Durchblutung des Gehirns, Nierenfunktionsschwäche).

Für alle diese Patienten empfehlen sich die Bewegungsarten, die auf den ▶ Seiten 25–49 beschrieben werden, also Spazierengehen, Wandern, Radfahren, Ergometertraining, Schwimmen sowie Gymnastik. Wie Sie sich vor dem Training aufwärmen und die Belastung steigern sollten und wie lange und häufig eine Belastung empfohlen ist, finden Sie auf den ▶ Seiten 19–24 beschrieben.

Bezüglich der erforderlichen Trainingsintensität ist folgende Differenzierung notwendig: Gehören Sie der Gruppe 1 an, so kann die Ausdauerbelastung im Training bei Patienten im Alter zwischen 40 und 50 Jahren mit einer Herzfrequenz zwischen 130 und 140 Schlägen pro Minute erfolgen, bei Älteren mit 120 Schlägen pro Minute. Patienten in der Gruppe 2 sollten bei Herzfrequenzen zwischen 110 und 125 Schlägen pro Minute bleiben; Patienten im Alter über 60 Jahre belasten sich mit einer Herzfrequenz von höchstens 110 Schlägen pro Minute. Für beide Gruppen gilt: Der systolische Blutdruck (das ist der erstgenannte Wert einer Messung) sollte 240 mmHg nicht überschreiten, der diastolische Blutdruck (der zweitgenannte Wert) unter 120 mmHg bleiben. In Gruppe 3, also bei Koronarerkrankung oder Herzmuskelschaden als Folge eines jahrelangen Bluthochdrucks, gelten die Empfehlungen auf ▶ Seite 21. Für Patienten mit Pumpschwäche des Herzens werden auf den ▶ Seiten 75–79 Hinweise gegeben.

# Bewegung nach Ballondilatation

Die Ballondilatation ist ein Eingriff, von dem sich Patienten in der Regel schnell erholen. Lediglich die Einstichstelle für den Herzkatheter in Ellenbeuge oder Leiste kann über einige Tage eine leichte Beeinträchtigung mit sich bringen, manchmal auch 1 bis 2 Wochen, beispielsweise wegen eines Blutergusses. In den meisten Fällen kann mit der Bewegung nach wenigen Tagen begonnen werden. Dabei spielt es keine Rolle, ob bei der Dilatation ein Stent eingesetzt wurde oder nicht.

Haben Sie eine Ballondilatation hinter sich und wollen sich bewegen, so lassen Sie sich von Ihrem Arzt Ihre Belastbarkeit in Watt mitteilen und suchen sich dann auf ▶ Seite 21 Ihren Wegweiser durch das praktische Bewegungsprogramm, das Sie ab ▶ Seite 25 finden.

# Bewegung nach Bypassoperation

Nach erfolgreicher Bypassoperation mit problemlosem Verlauf im Krankenhaus kann mit der Bewegung in der Regel zügig begonnen und diese dann gesteigert werden. Entscheidend für die Wahl der Bewegungsarten und die Bestimmung der Trainingsintensität sind die Fragen,

- ob der Sauerstoffmangel am Herzen durch Überbrückung verengter Gefäße mit einem körpereigenen Ersatzgefäß (Bypass) vollständig oder nur unvollständig beseitigt werden konnte und
- wie groß der Schaden am Herzmuskel ist, der durch einen Herzinfarkt vor (oder während) der Operation verursacht wurde.

### Zum besseren Verständnis hier 3 Beispiele:

- Sie haben nach Operation keinen Sauerstoffmangel am Herzen mehr, jedoch hat Ihr Herzinfarkt vor der Operation eine große Narbe hinterlassen; das Herz muss also mit deutlich weniger Muskulatur arbeiten: Hier bestimmt der Herzmuskel Ihre körperliche Belastbarkeit in Alltag, Freizeit und Sport.
- Sie haben vor der Operation lediglich einen kleinen Herzinfarkt erlitten, und der nach Herzinfarkt weiter bestehende Sauerstoffmangel konnte operativ

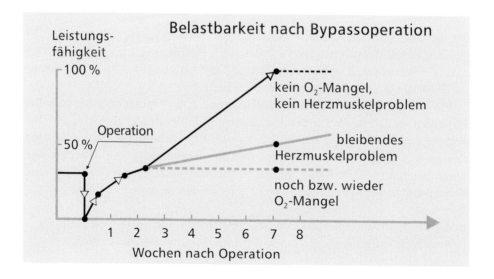

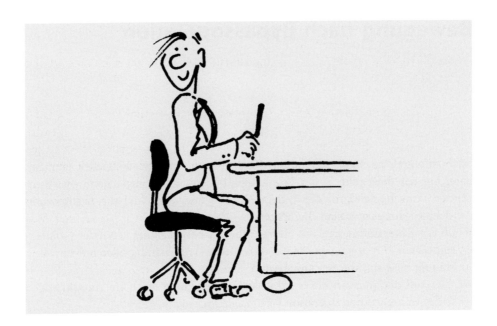

beseitigt werden: Dies bedeutet, dass Sie körperliche Belastungen zügig steigern und wieder eine altersentsprechende Leistungsfähigkeit erreichen
können.

— Eine ungünstige Situation besteht dann, wenn beim Infarkt viel vom Herz-
muskelgewebe verloren ging und nach Bypassoperation weiterhin ein Sauerstoffmangel am Herzen besteht. Letzteres ist dann der Fall, wenn nicht alle
erkrankten Gefäße durch Bypasses überbrückt werden konnten oder aber ein
Bypass bereits wieder verengt ist: Hier ist die Belastbarkeit auf ein niedriges
Niveau begrenzt.

Für die Durchführung der Bewegungstherapie nach Bypassoperation gelten die
gleichen Empfehlungen wie für Patienten nach Herzinfarkt. Lassen Sie sich vom
Arzt Ihre Belastbarkeit in Watt mitteilen, und suchen Sie auf ▶ S. 21 Ihren Wegweiser durch das praktische Bewegungsprogramm.

Ein Teil der Patienten klagt auch Wochen nach der Operation noch über Beschwerden im Brustkorb. Die Beschwerden treten in der Regel bei bestimmten Bewegungen unter Belastung der Wirbelsäule und des Schultergürtels auf, können
aber auch in Körperruhe beim Liegen und Sitzen vorhanden sein. Die Ursachen
dieser Beschwerden sind aller Wahrscheinlichkeit nach operationsbedingt und
in verspannten Muskeln des Brustkorbs oder in den Brustwirbelgelenken zu suchen, wenn

— die Beschwerden einen anderen Charakter haben und an anderer Stelle im
Brustkorb auftreten als die Ihnen vor der Operation bekannten Herzbeschwerden,

- durch Drücken auf die schmerzenden Stellen die Beschwerden momentan verstärkt werden können und
- das EKG in Ruhe und bei Belastung keinen Sauerstoffmangel am Herzmuskel anzeigt.

Was ist bei operationsbedingten Brustkorbbeschwerden zu tun? Entspannung und Lockerung der Muskulatur durch Wärme (Fango, gymnastische Bewegungen im Thermalwasser, heiße Heublumenkompressen u. a.) und eine behutsame Massage im Sitzen können Linderung verschaffen. Einigen Patienten hilft auch eine Behandlung mit Kälte, z. B. Eis. Wichtig ist, dass Sie Ihren Oberkörper aufrichten, d. h. eine gesunde Haltung einnehmen. Gezielte gymnastische Dehnungsübungen sollten stets bedacht ausgeführt werden, und evtl. leichte Schmerzen sollten sich nicht verstärken. Wenn Sie trotz dieser Maßnahmen nicht ausreichend beschwerdefrei werden, kann der Orthopäde durch behutsames Manipulieren (im Volksmund »Einrenken«) die Beschwerden in vielen Fällen lindern.

# Bewegung nach Herzklappenoperation

Während der Anschlussheilbehandlung in einer Rehabilitationsklinik und häufig auch in den folgenden Monaten ist die Belastbarkeit eines klappenoperierten Herzens nicht mit der eines Infarktherzens oder Bypass-operierten Herzens zu vergleichen. Warum dies so ist, wird Ihnen gleich verständlich werden.

Stellen Sie sich die Herzklappen wie Ventile vor, die sich zum einen zwischen den Vorkammern und Hauptkammern des Herzens befinden, zum anderen zwischen den Hauptkammern und den Gefäßen, welche das Blut vom Herzen zur Lunge hin bzw. vom Herzen in den großen Kreislauf befördern. Diese Ventile haben die Aufgabe, das Blut immer nur in eine Richtung fließen zu lassen und so ein Pendeln oder Rückfließen zu vermeiden. Damit ist die Funktion der Herzklappen vergleichbar mit der Funktion eines Ventils am Fahrradschlauch, das die Luft zwar in den Schlauch hineinlässt, jedoch nicht mehr nach außen entweichen lässt.

Ist nun eine Klappe krankhaft verengt, so muss das Herz bei jedem Schlag das Blut mit vermehrter Kraft durch die verkleinerte Ventilöffnungsfläche pumpen. Langfristig überstrapaziert diese Mehrbelastung den Herzmuskel, sodass sich z. B. bei einer verengten Aortenklappe die Herzmuskelwand der linken Herzkammer zunächst verdickt und später in der Regel sich auch die Herzkammer vergrößert. Bei einer Verengung der Mitralklappe kommt es dagegen zur Vergrößerung der linken Vorkammer, evtl. zu einem unrhythmischen Herzschlag und zur Überlastung der Blutgefäße in den Lungen. Auch dann, wenn die Herzklappen nicht mehr vollständig schließen, kommt es zu einer Überlastung des Herzens. In diesem Fall pendelt das Blut durch die erweiterten Ventilöffnungsflächen hin und her und »beult« so die Herzhöhlen aus. Verdickung der Herzwand, Vergrößerung der Herzhöhlen, unrhythmischer Herzschlag – all diese Zeichen drücken eine Überstrapazierung des Herzmuskels aus, die Belastbarkeit des Herzens ist herabgesetzt.

Auch wenn die Operation erfolgreich war und die eingesetzte neue Klappe funktioniert, muss dem Herzen in vielen Fällen noch lange Zeit gelassen werden, damit es sich von den Überlastungen aus der Zeit vor der Operation erholen kann. Die vergrößerten Herzhöhlen, die verdickte Herzmuskelwand, das überlastete Lungengefäßbett und der unrhythmische Herzschlag können sich teilweise oder auch völlig zurückbilden, und das Herz wird hierdurch belastbarer. Für den betroffenen Patienten ist die oft monatelange körperliche Schonung oder Belastung auf »Sparflamme« nicht leicht einzusehen, sind doch nach Operation bald jene Beschwerden verschwunden, die vor der Operation oft kaum noch eine Belastung zuließen. Eine solche Situation schildern Patienten nach Mitralklappenersatz häufi-

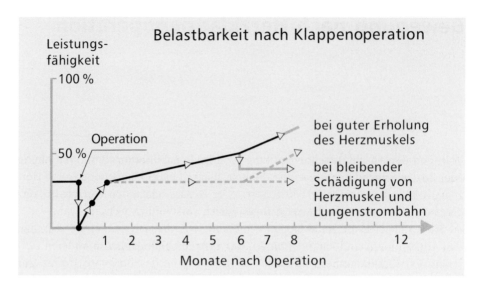

ger als nach Aortenklappenersatz. Wenn Sie eine Klappenoperation hinter sich haben, sollte Ihr gutes körperliches Befinden keinesfalls Anlass sein, sich aufs Geratewohl zu belasten. Langfristig dienen Sie Ihrem Herzen mehr mit etwas Geduld. Halten Sie sich an die Belastungsempfehlungen, die Ihnen Ihr Arzt in der Klinik oder Ihr Hausarzt gibt. Um so eher werden Sie nach den folgenden Kontrolluntersuchungen neues »grünes Licht« für mehr Belastung in Alltag und Bewegungstherapie erhalten können. Lassen Sie sich vom Arzt Ihre momentane Belastbarkeit in Watt mitteilen, und suchen Sie auf ► S. 21 Ihren Wegweiser durch das praktische Bewegungsprogramm.

Operationsbedingte Beschwerden des Brustkorbes sind in gleicher Weise zu erklären wie jene nach koronarer Bypassoperation. Auch die empfohlene Behandlung dieser Beschwerden ist vergleichbar mit der für Bypassoperierte (siehe ► S. 71).

# Bewegung bei Pumpschwäche des Herzens

Eine Pumpschwäche des Herzens kann die Folge jahrelangen Bluthochdruckes oder durchgemachter Infarkte sein. Herzschwäche resultiert aber auch aus Herzmuskelerkrankungen, deren Ursache u. a. eine zurückliegende Herzmuskelentzündung oder chronischer Alkoholmissbrauch sein kann. Manchmal sind die Ursachen auch unbekannt oder man findet die gleiche Erkrankung in der Familie, d. h. der Risikofaktor für diese Erkrankung könnte dann erblich sein.

Ein schwaches Herz pumpt pro Minute weniger Blut in den Körper als ein gesundes Herz; hiermit geht eine verminderte Durchblutung lebenswichtiger Organe einher. Der Körper versucht zwar durch Aktivierung verschiedener hormoneller Systeme die negativen Wirkungen auszugleichen; dies gelingt aber nur vorübergehend. Längerfristig führen diese zunächst sinnvollen Ausgleichsmechanismen zu einer weiteren Verschlechterung der Durchblutung v. a. in der leistungsbestimmenden Muskulatur. Darüber hinaus verschlechtern sich die Durchblutungsverhältnisse dadurch, dass Gefäße, die das sauerstoffreiche Blut transportieren, an Fähigkeit verlieren; sich bei Bedarf zu erweitern. Daneben kommt es zu Veränderungen in der Muskulatur: Die Muskelmasse selbst vermindert sich. Ferner nimmt die Fähigkeit der Muskelzellen ab, unter Nutzung von Sauerstoff Kohlenhydrate und Fette zur Energiebereitstellung zu verbrennen. Der Grund liegt darin, dass eine bestimmte Art von Muskelfasern sowie die »Brennöfen« in diesen Muskelfasern (Mitochondrien), in denen die Energie hergestellt wird, an Größe und Anzahl abnehmen. Damit vermindert sich auch die Aktivität wichtiger Enzyme. Die Folge ist eine vorzeitige Übersäuerung der Muskeln bei Belastung mit rascher Ermüdung der Muskeln, und dies oft schon bei geringen körperlichen Belastungen. All diese Veränderungen geschehen in Abhängigkeit von der Schwere und Dauer der Herzmuskelschwäche.

## Bewegungsmangel führt zur Leistungsschwäche der Arbeitsmuskeln

Die körperlichen Prozesse im Rahmen der Herzschwäche selbst führen zu einer Schädigung der Muskulatur sowie zu einer Abnahme von Muskelmasse und Leistungsfähigkeit. Die genannten Muskelveränderungen entwickeln sich aber auch als Folge der geringen körperlichen Bewegung, die die Patienten aufgrund einer bereits vorhandenen Muskelschwäche nur noch tolerieren oder aber die ihnen von Seiten der Ärzte aufgrund ihrer Herzschwäche verordnet wurde. Ganz gleich, welche Ursache der Muskelschwäche zugrunde liegt, die Veränderungen können durch ein gezieltes körperliches Training teilweise rückgängig gemacht, und die Leistungsfähigkeit verbessert sich.

## Körperliche Bewegung bei Herzmuskelschwäche ist sinnvoll

Bis vor wenigen Jahren galt als oberstes Gebot, Patienten mit chronischer Herzmuskelschwäche nicht zu belasten. Man befürchtete v. a. eine Überlastung des Herzens mit der Folge eines Lungenödems (»Wasser in der Lunge«). Mittlerweile gibt es jedoch weltweit viele Studien, in denen Patienten mit schwerem Herzmuskelschaden ein individuell maßgeschneidertes körperliches Übungs- oder Trainingsprogramm durchführten. Die Wirkungen auf den Körper bzw. das Herz wurden untersucht, und alle Studien ergaben positive Effekte auf Arbeitsmuskeln und Leistungsfähigkeit – dies schon nach wenigen Wochen. Es konnte sogar eine leichte Verbesserung der Herzfunktion beobachtet werden. Auch das Ausmaß von muskulärer Ermüdung und Atemnot verminderte sich für eine gegebene Belastung. Parallel zu diesen körperlichen Effekten gaben viele Patienten an, wieder mehr Selbstsicherheit, Kontakte nach außen und Lebensfreude zu haben. Alle Wirkungen traten unabhängig von der Schwere der Herzerkrankung ein; d. h. selbst Patienten mit schwerer Pumpschwäche des Herzens können profitieren, vorausgesetzt natürlich, der Zustand ihres Herzens war vor und während des Trainings stabil. Die Verbesserung von körperlicher Leistungsfähigkeit und Beschwerden war bei jenen Patienten oft am stärksten ausgeprägt, die vor Beginn der Bewegungstherapie die schlechteste Ausgangsleistungsfähigkeit aufwiesen. Diese Leistungsverbesserung konnte in der Regel ohne irgendeine Verschlechterung der Herzfunktion erreicht werden. In Einzelfällen traten allerdings auch Herzrhythmusstörungen und eine akute Überlastung des Herzens auf. Dies war jedoch darauf zurückzuführen, dass die betroffenen Patienten am Training teilnahmen, obwohl sie Wasser eingelagert hatten oder über Atemnot und andere Herz-Kreislauf-Beschwerden klagten.

Eine verbesserte Leistungsfähigkeit und verminderte Beschwerden ermöglichten Patienten mit Herzschwäche, ihren Alltag besser zu bewältigen und auch seelisch besser mit der Erkrankung zurecht zu kommen als Patienten, die kein Bewegungsprogramm absolvierten. Schließlich zeigte sich, dass bei trainierenden Patienten weniger notfallmäßige Arztbesuche und seltener Krankenhauseinweisungen wegen Pumpschwäche des Herzens erforderlich waren.

## Welche Bewegungsarten sind geeignet, und wie ist die Bewegungstherapie zu gestalten?

Die Verordnung von körperlicher Bewegung ist grundsätzlich vom behandelnden Arzt vorzunehmen; die Durchführung der Bewegungstherapie sollte zunächst einmal nur unter therapeutischer Anleitung und Aufsicht erfolgen.

Als Belastungsarten empfehlen sich in der Regel Spazierengehen auf der Ebene, ein Gehtraining, Fahrradergometerbelastung oder im Einzelfall langsames Radfahren auf der Ebene im Freien sowie leichte Gymnastik sitzend auf dem Hocker (siehe ▶ S. 25 ff.). Bei der Gymnastik kann eine Muskelkräftigung durch Übungen mit leichten Gewichten von 2,5–5 kg erfolgen (z.B. Hanteln oder mit Sand gefüllte Plastikflaschen).

Neben dem Spazierengehen kann ein systematisches Gehtraining durchgeführt werden, dessen Intensität in der Regel einem Gehtempo zwischen 60 und 75 m pro Minute entspricht (siehe ▶ S. 26). Dieses Tempo kann beispielsweise 2- bis 3-mal über je 3 Minuten gegangen werden, dazwischen erfolgt die Erholung etwa durch sehr langsames Weitergehen oder Sitzen auf einer Bank.

Das Hometrainer-Training ist dem Radfahren im Freien vorzuziehen, da erstens die Belastung genau vorgegeben und eingehalten werden kann und zweitens der Hometrainer ideal für die Durchführung des günstigen *Intervalltrainings* ist, welches sich besonders bei Herzschwäche bewährt hat. Intervalltraining heißt, die zu trainierende Muskulatur nur kurzzeitig, z.B. mit Belastungsphasen von jeweils 30 Sekunden, zu belasten und nach jeder Belastungsphase jeweils eine Pause von 60 Sekunden einzulegen. Der Vorteil ist, dass der Patient aufgrund der kürzeren Belastungszeiten höhere Wattzahlen treten kann und diese nicht nur von Seiten der Muskulatur, sondern auch von Seiten des Herzens verkraftet.

*Hier ein Beispiel für die Gestaltung eines solchen Intervalltrainings:* Ärztlich empfohlene Belastungsintensität für eine Dauerbelastung: 25 W. Gesamtzeit des Fahrradergometertrainings: 15 Minuten. Diese 15 Minuten werden aufgesplittet in jeweils 30 Sekunden Belastung und nachfolgende 60 Sekunden Pause, wie die folgende Graphik zeigt: Die kurzzeitigen Belastungsphasen erlauben einen Tretwiderstand von z.B. 50–60 W. In den Pausen kann auf der 0-Watt-Stufe oder mit 15 W weitergefahren werden, oder aber der Patient hört jeweils auf zu treten.

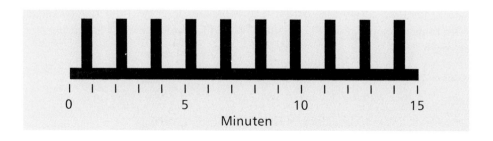

Minuten

Dieses Intervalltraining ermöglicht also relativ hohe Belastungen für die Beinmuskulatur, die für das Rückgängigmachen der beschriebenen negativen Veränderungen in Muskulatur und Gefäßen (siehe ▶ S. 75) wünschenswert sind. Aufgrund der kurzen Belastungsphasen und der immer wiederkehrenden Erholungsphasen wird das Herz jedoch nur minimal belastet. Das Intervallprinzip können Sie auch beim Gehen anwenden, indem Sie beispielsweise im Wechsel 1 Minute schneller und 1 Minute langsamer gehen.

## Voraussetzungen für die Durchführung einer Bewegungstherapie bei Herzschwäche

Die Voraussetzungen für die Durchführung jeglicher körperlicher Aktivität bei Herzschwäche sind:

- Das Herz befindet sich in einer stabilen Situation.
- Der behandelnde Arzt empfiehlt die durchzuführende Bewegung, legt die Belastungsintensität fest (siehe ▶ S. 21) und gibt dem Patienten individuelle Hinweise zum Blutdruck-, Herzrhythmus- und Pulsfrequenzverhalten.
- Es empfiehlt sich für alle Patienten, Wohlbefinden und objektive Messwerte (z.B. Herzfrequenz, Blutdruck) in einem Bewegungsbüchlein zu dokumentieren (siehe ▶ S. 104).
- Vor Beginn eines jeden Trainings sollte der Patient sich wohl fühlen, d.h. keine auffallende Müdigkeit oder Abgeschlagenheit und keine Luftnot verspüren. Im Vergleich zum Vortag sollte er nicht wesentlich an Gewicht (Wasser) zugenommen haben.
- Die körperliche Bewegung sollte allerhöchstens als »etwas schwer« empfunden werden.
- Bei Verschlechterung des Befindens während des Trainings oder danach sollte sofort der behandelnde Arzt informiert werden.

## Bewegung auch in der Wartezeit auf ein neues Herz

Wenn die medikamentöse Therapie ausgeschöpft und ein Patient bereits bei geringster Belastung durch muskuläre Schwäche und Atemnot eingeschränkt ist oder immer wieder Wasser einlagert (z.B. Wasser in Füßen und Unterschenkel oder in der Lunge), so wird in der Regel die Transplantation eines neuen Herzens erwogen.

Auch während der Wartezeit auf ein neues Herz profitieren Patienten von einer vorsichtigen Bewegungstherapie; je stabiler sie muskulär und kreislaufmäßig sowie psychisch in die Operation hineingehen, umso rascher sind sie nach der Operation erfahrungsgemäß wieder »auf den Beinen« (siehe ▶ S. 81). Die Bewegungstherapie sollte ausschließlich unter therapeutischer Anleitung und Überwachung, also in einer Klinik, Klinikambulanz oder Arztpraxis, erfolgen.

Bewegung bei Herzschwäche nur nach ärztlicher Verordnung und unter therapeutischer Anleitung und Aufsicht durchführen! Eigenmächtiges Vorgehen verschenkt erwünschte Wirkungen und kann zu Überlastungen des Herzens führen.

# Bewegung nach Herztransplantation

## Welche körperlichen Bewegungen mit einem neuen Herzen?

Wandern, Joggen, Radfahren oder Fahren auf einem Heimtrainer, Schwimmen und Gymnastik – alles ist möglich, sofern der Körper das neue Herz angenommen hat und die zur Ausführung der Bewegungsarten erforderliche Belastbarkeit vorliegt (siehe ▶ S. 25–49). Auch bezüglich der Dosierung des Trainings gelten für transplantierte Patienten ähnliche Empfehlungen wie für andere Herzpatienten. Lediglich einige Besonderheiten sind zu berücksichtigen.

## Besonderheiten für ein Training nach Herztransplantation

Ein neues Herz arbeitet etwas anders als das eigene Herz in gesundem Zustand. Der Grund liegt darin, dass das gespendete, neue Herz von der Steuerung durch das Nervensystem des empfangenden Patienten abgekoppelt ist. Dies hat zur Folge, dass z. B. der Pulsschlag in Ruhe auf 90–100 Schläge pro Minute erhöht ist; bei Belastung steigt der Herzschlag langsamer an und kann nicht mehr die ehemals maximal möglichen Werte erreichen; nach Belastung beruhigt sich der Herzschlag langsamer. Während Gesunde bei Belastung ihre Herzfrequenzen um 90–100 Schläge steigern können, können transplantierte Patienten dies nur um 40–50 Schläge pro Minute. Auch der Blutdruck steigt zu Beginn einer Belastung langsamer an und kann nicht solch hohe Werte wie bei einer gesunden Person erreichen. Patienten mit einem transplantierten Herzen empfinden im Falle von Sauerstoffmangel im Herzmuskel auch keine Angina pectoris mehr (siehe ▶ S. 3). Diese Gegebenheiten haben für ein körperliches Training folgende Konsequenzen:

- Wegen der verzögerten Kreislaufreaktionen sollte das Aufwärmen zu Beginn körperlicher Belastung langsamer erfolgen und länger dauern als z. B. bei Koronarpatienten. Körperliche Belastungen sollten also nie abrupt beginnen. Der Patient sollte sich ebenfalls langsam aus einer Belastung »herausschleichen« (siehe ▶ S. 19).
- Bei Ausdauerbelastungen sollte die Herzfrequenz auf etwa drei Viertel der maximalen Steigerungsmöglichkeit zunehmen; d. h. bei einer maximal

möglichen Erhöhung der Herzschlagzahl um 40–50 Schläge kann die Trainingsherzfrequenz (siehe ▶ S. 21) auf 120–130 Schläge ansteigen (Beispiel: Ruhepuls 90–100 plus 30 Schläge, das sind drei Viertel von 40–50 Schlägen; damit liegt der Trainingspuls bei 120–130 Schlägen pro Minute).

— Wegen des Fehlens von Angina-pectoris-Beschwerden sollte im Falle eines bekannten Sauerstoffmangels des Herzens auf andere Beschwerden wie z. B. auf Atemnot geachtet werden. Treten keine Beschwerden auf, so darf das allgemeine Anstrengungsgefühl ruhig »etwas schwer« sein.

## Unterdrückte Abwehr des Immunsystems

Um die Abstoßung des neuen Herzens durch den eigenen Körper zu unterbinden, müssen transplantierte Patienten lebenslang Medikamente einnehmen, welche die körpereigenen Abwehrkräfte unterdrücken. Dies macht die Patienten zwangsläufig auch empfindlicher für Infektionen. Hieraus ergibt sich die Notwendigkeit bestimmter Hygienemaßnahmen, über die Sie Ihr betreuender Arzt informiert. Was die Bewegungstherapie anbetrifft, so sind öffentliche Sportstätten, d. h. insbesondere Duschräume, Schwimmbäder und Saunen zu meiden. Wenn Sie schwimmen oder saunieren wollen, so sollten Sie private Bäder und Saunen benutzen. Besprechen Sie aber in jedem Fall Ihr Vorhaben mit Ihrem Arzt (siehe auch ▶ S. 38 u. 97).

Weitere unerwünschte Nebeneffekte dieser Medikamente sind u. a. die Erhöhung des Cholesterinspiegels und des Blutdrucks. Diesen Risikofaktoren kann ein Patient durch gesunde Lebensweise einschließlich fett- und cholesterinarmer Ernährung sowie regelmäßiger körperlicher Bewegung entgegen treten.

## Beeindruckende Wirkungen durch körperliches Training

Weltweit gibt es eine Reihe von Studien über die Wirkungen von körperlichem Training nach Herztransplantation. Alle Studien zeigen, dass Patienten mit einem neuen Herzen

— ihre maximale Leistungsfähigkeit soweit steigern konnten, dass diese 75% der Leistungsfähigkeit vergleichbarer herzgesunder Personen entsprach. Eine solche Leistungsverbesserung tritt nicht sofort nach Transplantation ein, sondern braucht 1–2 Jahre. Betrachtet man die Leistungsfähigkeit 9 Monate nach Operation, so ist sie besser als nach 6 Monaten, und nach 12 Monaten ist sie besser als nach 9 Monaten;

— einerseits ihre erhöhte Pulsfrequenz in Ruhe und bei submaximalen Belastungen senken konnten, was eine Entlastung für das Herz bedeutet;

- andererseits ihre maximale Herzfrequenz steigern konnten, was im Zusammenhang mit der Leistungssteigerung positiv zu bewerten ist;
- die Fettmasse ihres Körpers sowie die Blutfettwerte vermindern konnten, was im Hinblick auf eine mögliche Entwicklung einer Gefäßverkalkung günstig ist.

Besonders erfreulich ist, dass viele transplantierte Patienten mit Zunahme der körperlichen Leistungsfähigkeit über eine Abnahme ihrer seelischen Depression berichteten. Mit Zunahme des zeitlichen Abstandes zur Operation reduzierten sich auch anfängliche Angstgefühle. Eine Studie berichtete außerdem, dass zwei Drittel der Patienten innerhalb von 4–6 Monaten nach der Operation ihre Berufstätigkeit wieder aufnahmen.

## Gesunde Ernährung

Herztransplantierte Patienten sollten eine Mischkost mit hohem Vitamin- und Ballaststoffanteil zu sich nehmen, welche gleichzeitig fett- und salzarm ist. Gemüse und Obst sind stets gründlich zu waschen. Auf den Verzehr von rohem Fleisch ist zu verzichten. Ein normales Körpergewicht ist günstig (siehe ▶ S. 13), da jedes zusätzliche Kilogramm das neue Herz unnötig belastet.

# Bewegung
# bei arterieller Verschlusskrankheit

Die Krankheit Arteriosklerose (im Volksmund Gefäßverkalkung) befällt nicht nur die Herzkranzgefäße, sondern sie kann alle Gefäße, die sauerstoffreiches Blut fördern (Arterien), befallen: die der Arme und Beine, der Organe und die gehirnversorgenden Gefäße. Wenn die Gefäße der Extremitäten betroffen sind, spricht man in Abgrenzung zur koronaren Herzkrankheit von der arteriellen Verschlusskrankheit.

Zur Verkalkung der peripheren Gefäße führen die gleichen Risikofaktoren, die auch die Herzkranzgefäße erkranken lassen, also Rauchen, hohe bzw. unerwünscht veränderte Blutfettwerte, Zuckerkrankheit, Bluthochdruck, Bewegungsmangel u.a. Nicht ohne Grund spricht man bei der Verengung oder Verstopfung eines Beingefäßes vom Raucherbein.

Bei mehr als der Hälfte der Patienten mit Koronarerkrankung sind auch periphere Gefäße verkalkt.

Obwohl bereits verengte periphere Gefäße vorliegen, braucht sich die Erkrankung noch nicht durch Schmerzen, z.B. in den Beinen, bemerkbar zu machen. Dies ist oftmals dann der Fall, wenn ein Patient aufgrund der Belastungseinschränkung durch das Herz ohnehin nur langsam gehen kann und die Sauerstoffversorgung der Beine trotz verengter Gefäße noch ausreicht. Spätestens aber beim Bergangehen bemerkt der Patient, dass mit den Beinen »etwas nicht stimmt«. Hier kann die vermehrt arbeitende Ober- und Unterschenkelmuskulatur nun doch nicht mehr ausreichend versorgt werden. Die Beschwerden werden überwiegend als krampfartiges Ziehen beschrieben. Unter fortgesetzter Belastung werden sie meistens stärker und unterbinden früher oder später die Belastung.

Die Beschwerden treten immer eine »Etage« unterhalb jener Region auf, in der sich das verengte oder verstopfte arterielle Gefäß befindet. Dass heißt bei Erkrankung eines Oberschenkelgefäßes empfindet der Patient den Schmerz im Unterschenkel, und ein verengtes Gefäß im Unterschenkel ruft Schmerzen im Fuß hervor. Bei Verengungen eines hirnversorgenden Gefäßes kann es zu Schwindel und Schwarzwerden vor Augen kommen, insbesondere bei starken Drehbewegungen des Kopfes oder wenn Sie den Kopf in den Nacken legen. Daher sollten Betroffene ein Überstrecken, starkes Vor- und Seitneigen sowie Kreisen des Kopfes vermeiden.

Wie bei der Erkrankung der Herzkranzgefäße ist auch bei Erkrankung der peripheren Gefäße ein gezieltes Training notwendig. Erfolge eines Trainings zeigen sich v.a. dadurch, dass sich die Strecke, die ein Patient schmerzfrei gehen kann, nach und nach verlängert. Damit kann er im wahrsten Sinn des Wortes wieder besser unter Menschen gehen, und das Leben bekommt mehr Qualität. Training in Form von Gehen, Laufen oder Radfahren hilft auch jene Risikofaktoren positiv zu verändern, die zur Gefäßverkalkung geführt haben. Damit kann das Fortschreiten der Erkrankung der peripheren Gefäße ebenso verlangsamt werden wie das der Herzkranzgefäße.

## Wann soll trainiert werden?

Um erfolgversprechend trainieren zu können, ist vorher zu diagnostizieren, wo das verengte bzw. verschlossene periphere Gefäß liegt. Dies kann durch spezielle Untersuchungen wie z. B. Oszillographie, Farbdopplermessungen oder Plethysmographie erfolgen. Ferner sollte bekannt sein, welchen Schweregrad die Gefäßerkrankung hat.

Ein hoher Schweregrad ist bereits auf den ersten Blick erkennbar. Die Patienten klagen bereits in Ruhe über Beschwerden, und sie haben weiß oder rot gefärbte Regionen an Füßen, Unterschenkeln und Händen. Schlimmstenfalls zeigen sich bereits offene Stellen des Gewebes. Letztgenannte Patienten dürfen nicht trainieren, weil das unterversorgte Muskelgewebe unter Belastung noch stärker in Sauerstoffmangel geraten würde. Hier sind vor allem medikamentöse und chirurgische Behandlungen notwendig.

Gezieltes peripheres Gefäßtraining ist in dem Erkrankungsstadium die wirkungsvollste Therapie, in dem Patienten z. B. nach einer bestimmten Gehstrecke Beschwerden in den Waden (in der Regel ist dies ein krampfartiges Ziehen) oder beim Radfahren Schmerzen im Oberschenkel angeben.

## Wie soll trainiert werden?

Für erkrankte periphere Gefäße in Unterschenkeln, Oberschenkeln, Becken oder Armen gibt es jeweils spezifische Übungsformen.

Bei einer *Erkrankung von Gefäßen im Beckenbereich* sollte die gesamte Beinmuskulatur, wenigstens aber die Oberschenkelmuskulatur trainiert werden. Hierzu empfehlen sich der Hometrainer und Radfahren im Freien. Patienten, die ihr Herz höher belasten dürfen (75 W, $\geq 100$ W), können auch leichte Kniebeugen bis zu einem Kniewinkel von 45° machen.

Beim *Befall von Gefäßen im Oberschenkel* bieten sich ein forciertes Gehtraining sowie Üben an einem Pedalergometer an. Beim Üben am Pedalergometer befinden Sie sich in einer Liegendposition oder im Halbsitz und beugen und strecken die Füße gegen einen Widerstand. Auch Zehenstände sind eine wirksame Übung (siehe ◼ Abbildung).

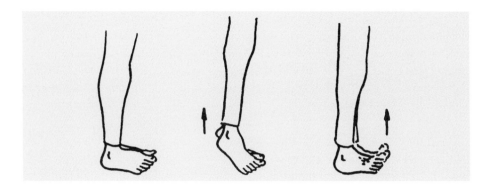

Sind *arterielle Gefäße der Unterschenkel* erkrankt, so müssen die Füße bewegt werden. Hier empfehlen sich Gehtraining mit betontem Abrollen der Füße und sog. Ratschow-Übungen. Zu den Ratschow-Übungen legen Sie die Beine hoch und »pumpen« durch Beuge- und Streckbewegungen der Füße sozusagen die Unterschenkel leer.

Bevor ein Patient mit dem Training beginnt, muss in der gewählten Übungsform ein Test durchgeführt werden, in dem bis an die Beschwerdegrenze heran geübt wird. Aus diesem Test wird die Trainingsbelastung abgeleitet, dass heißt wie oft eine Übung wiederholt, wie lange Rad gefahren oder gegangen werden sollte. Die Trainingsbelastung liegt bei etwa 90% der schmerzfrei tolerierten Wiederholungszahl der Zehenstände und Ratschow-Übungen sowie bei etwa 90% der schmerzfreien Gehstrecke. Das Gefäßtraining sollte täglich ca. 20 Minuten ausgeführt werden.

Wenn Sie von einer arteriellen Verschlusskrankheit betroffen sind, lassen Sie sich von Ihrem Bewegungstherapeuten in der Rehabilitation, Ihrem Übungsleiter in der Herzgruppe oder von einem niedergelassenen Physiotherapeuten in ein Gefäßtraining einweisen, welches auf Ihr Erkrankungsbild zugeschnitten ist. Hierbei ist die Belastbarkeit des gleichzeitig erkrankten Herzens mit zu berücksichtigen.

# Die herzkranke Frau

Den herzkranken Frauen wird ein Extrakapitel gewidmet, weil auf ihre speziellen Anliegen in der Regel zu wenig eingegangen wird. Frauen leben anders, nehmen anders wahr und gehen anders mit Belastungen um als Männer. Häufig wenden sie sich nach Auftreten der ersten Beschwerden eines sich ankündigenden Infarktes später an den Arzt. Sie erreichen das Krankenhaus später, und die Akutbehandlung beginnt später als bei männlichen Patienten in gleicher Erkrankungssituation. Frauen geht es in den ersten Wochen nach Herzinfarkt gesundheitlich häufig schlechter als Männern. Aus diesem Grunde sind das körperliche Aufbau- und Stabilisierungstraining sowie das Erlernen, in Zukunft gesundheitlich mehr an sich zu denken, für die Patientinnen von großer Bedeutung.

Wenn Frauen nach einem Herzinfarkt zur Rehabilitation kommen, unterscheiden sie sich in vielem von Männern: Sie sind durchschnittlich älter, ihre Erkrankung ist häufig schwerer, sie weisen häufiger Begleiterkrankungen auf und sie leiden öfter an Depressionen. Diese Situation macht deutlich, dass Frauen in stationärer Rehabilitation und ambulanten Herzgruppen einer Betreuung bedürfen, die ihren Problemen und Anliegen stärker gerecht wird.

## Bewegungstherapie mit herzkranken Frauen

Welche Einstellung haben herzkranke Frauen zur Bewegung? 40- bis 70-jährige Patientinnen, die sich nach Herzinfarkt in einer Rehabilitationsklinik befanden und von denen nur ein Drittel vor dem Herzinfarkt sportlich aktiv war, drückten ihre Einstellung zu körperlicher Bewegung folgendermaßen aus: Zukünftig mehr körperliche Bewegung hielten 54% für »sehr wichtig« und 46% für »wichtig«. 24% der Frauen hatten den Vorsatz, nach Entlassung aus der Rehabilitationsklinik in einer Herzgruppe am Wohnort (siehe ▶ S. 95) die in der Klinik begonnene Bewegungstherapie fortzusetzen. Nur 15% lehnten die Teilnahme ab, aber der größte Teil von 51% der Frauen war noch unentschlossen.

Schaut man in die Herzgruppen, so mischen sich hier wenige herzkranke Frauen unter große Gruppen männlicher Patienten. Frauen steigen auch nach begonnener Herzgruppenteilnahme häufiger und frühzeitiger aus als Männer. Und dies, obwohl die meisten Frauen genau wissen, dass Bewegung ihrer körperlichen und seelischen Stabilisierung gut tut. Wodurch ist dieses Verhalten der Frauen zu erklären? Hier ist wohl am ehesten an die verlernte oder nicht erlernte Eigenständig-

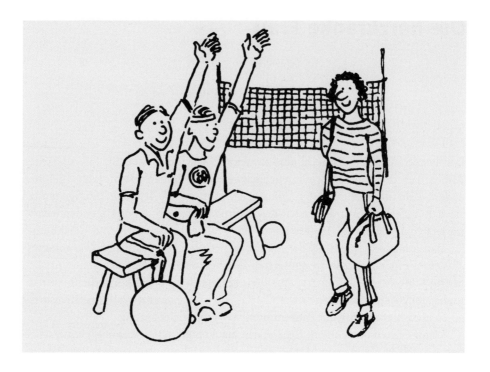

keit vieler Frauen zu denken, bestimmte Stunden auch einmal ganz allein sich selbst zu widmen. So berichten Patientinnen, sie könnten nicht »egoistisch« sein in Bezug auf ihre eigene Gesundheit, und sie meinten, die Sorge um häusliche und familiäre Bedürfnisse hätte eine größere Bedeutung.

Sind Sie eine herzkranke Frau, so fordern Sie sich selbst auf, mehr als bisher an sich zu denken, und zwar ohne ein schlechtes Gewissen zu bekommen. Haben Sie bislang trotz Krankheit und Unwohlsein mehr an andere gedacht und Ihre Pflicht erfüllt, als es mancher der Umsorgten für Sie getan hätte? Gönnen Sie sich regelmäßig »Ich-Stunden«, wie eine Patientin die Stunden nannte, die sie dem Alltag entnahm und sich ganz persönlich widmete.

> Haben Sie Mut, mehr als bisher Ihre Vorstellungen zu äußern und Ihre Bedürfnisse durchzusetzen, ohne dabei ein schlechtes Gewissen zu bekommen! Es ist Ihr Recht!

Die Dominanz der männlichen Teilnehmer in den Herzgruppen wird von vielen Frauen oft als ein weiterer Grund für ein frühes Ausscheiden aus der Gruppe angegeben. Dies ist ein Hinweis darauf, dass Frauen nicht das angeboten bekommen, was sie erwarten und was Ihnen gut tut, z. B. Bewegung, die Harmonie und Ruhe in Körper und Seele bringt oder den Körper wahrnehmen lässt. Männer hingegen bevorzugen häufig Aktivitäten, bei denen sie sich »richtig anstrengen« oder bei denen sie sich mit anderen messen können. Tun Sie sich mit anderen Frauen in der Herzgruppe zusammen, tragen Sie Ihre Wünsche und Vorstellungen an den Übungsleiter und Gruppenarzt heran.

## Sind Frauen weniger leistungsfähig als Männer?

Frauen haben ca. ein Drittel weniger Muskelmasse als Männer. Ein Weniger an Muskelmasse erlaubt der Frau u. a. ein kleineres Herz, eine geringere Blutmenge und eine kleinere Lunge. Auch die Fähigkeit Sauerstoff aufzunehmen ist geringer. Aufgrund ihrer geringeren Muskelmasse kann die Frau absolut gesehen weniger Kraft aufbringen als der Mann. Das Resultat ist, dass die absolute Leistungsfähigkeit von Frauen um etwa ein Drittel geringer ist als die von Männern. Aber: Wenn die Leistungsfähigkeit von 1 kg Muskelmasse von Frau und Mann verglichen wird, so ergeben sich keine wesentlichen Unterschiede zwischen den Geschlechtern. Damit Frauen und Männer entsprechend ihrer biologischen Gegebenheiten in der Bewegungstherapie angemessen belastet werden, wird die verordnete Belastung in Watt durch das Körpergewicht geteilt, d. h. in Watt pro kg Körpergewicht vorgegeben. Auf diese Weise können Leistungsunterschiede zwischen Frau und Mann weitgehend ausgeschaltet werden.

## Profitieren Frauen genauso von der Bewegung wie Männer?

Ja! Herzpatientinnen können in gleicher Weise wie Männer ihre Ausdauer und ihre Muskelkraft verbessern. Auch die Risikofaktoren der Gefäße wie Blutfette, Bluthochdruck, oder Zuckererkrankung sprechen auf körperliche Aktivität mit erwünschten Veränderungen wie bei den Männern an. Wenn die Effekte einer 4-wöchigen Bewegungstherapie von Frauen und Männern nach Herzinfarkt verglichen werden, stehen die Patientinnen genauso gut da wie die männlichen Patienten. Herzpatientinnen werden die gleichen Bewegungsarten wie Herzpatienten empfohlen. Auch bezüglich der Trainingsherzfrequenz gibt es keine Unterschiede zwischen den Geschlechtern (siehe ▶ S. 21).

## Koronare Risikofaktoren

Infarktpatientinnen in älterem Alter weisen häufiger Bluthochdruck und die Zuckerkrankheit auf als Patienten. Anders als bei Männern scheint bei Frauen ein niedriger HDL-Cholesterin-Wert ein stärkerer Hinweis für ein erhöhtes Risiko einer Koronarerkrankung zu sein als ein hoher LDL-Cholesterin-Wert (siehe

▶ S. 9). Auch gibt es Hinweise, dass hohe Gesamtcholesterin- und Triglyzeridwerte die Gefäße vor allem nach den Wechseljahren ungünstig beeinflussen. Die Senkung erhöhter Cholesterinwerte führt bei Frauen ebenso wie bei Männern zur Verbesserung der Gefäßsituation.

Frauen, die nach Herzinfarkt Übergewicht haben, zeigen – ganz gleich ob sie jung oder älter sind – öfter eine größere Bereitschaft zum Abnehmen als altersgleiche Männer. Vor dem Herzinfarkt rauchen Frauen durchschnittlich zwar weniger als Männer, ein Jahr nach dem Infarkt haben jedoch mehr Männer als Frauen das Rauchen aufgegeben. Fragt man die Frauen nach dem häufigsten Anlass für den Griff zur Zigarette, so ist es nicht etwa das »Schlankbleiben-wollen« oder »Einsamkeit«, sondern das »Angespanntsein durch Belastungen in Haushalt und Beruf« oder »Nie-zur-Ruhe-kommen«. Solche Antworten in Verbindung mit dem geringen Anteil von Frauen, die das Rauchen beendeten, lassen aufhorchen: Offensichtlich gelingt es einem Teil der Frauen nach dem Herzinfarkt nicht, in ausreichendem Maße Stressauslöser zu vermeiden und die persönliche Stressverarbeitung zu verbessern. Daher wäre es wünschenswert, dass sich möglichst viele Frauen einer ambulanten Herzgruppe anschließen, sich hier langfristig wohl fühlen und eine Verbesserung ihrer gesundheitlichen Zukunft erreichen.

## Knochenentkalkung – vor allem ein Problem der Frau

Die Knochenentkalkung (d. h. der Kalziumverlust der Knochen) beginnt bei Frauen bereits zwischen dem 30. und 35. Lebensjahr und beträgt hier bereits knapp 1% pro Jahr. Nach den Wechseljahren verstärkt sich die Entkalkung der Knochen bis auf 2–3% pro Jahr, sodass die 70-jährige Frau etwa ein Drittel ihrer »kalkigen« Knochengrundsubstanz verloren hat. Damit können ihre Knochen porös werden, und die Bruchgefährdung im Alltag und bei sportlicher Betätigung nimmt zu. Regelmäßige körperliche Bewegung wie Gymnastik, Gehen und Wandern, aber auch das »Im-Alltag-auf-den-Beinen-sein« kann die Knochenentkalkung verlangsamen. Dieser Bewegungseffekt konnte sogar noch bei Frauen zwischen dem 80. und 90. Lebensjahr nachgewiesen werden. Frauen im Alter der Wechseljahre konnten durch ein 1-jähriges Konditionstraining über wöchentlich 3-mal 1 Stunde den Kalziumgehalt ihrer Knochen sogar erhöhen.

Diese Beispiele zeigen: Wenn Sie sich regelmäßig körperlich bewegen – selbst geringe Belastungen reichen hier aus –, so können Sie der Knochenentkalkung entgegenwirken, die Stabilität Ihrer Knochen erhöhen und zur Verringerung der Bruchgefährdung im Alter beitragen.

# Bewegungstherapie
# mit älteren Herzpatienten

Chronische körperliche Erkrankungen gefährden die seelische Gesundheit und Selbstständigkeit älterer Menschen. Eine Herzerkrankung, die die Belastbarkeit einschränkt, die Leistungsfähigkeit mindert und die körperliche Sicherheit nimmt, lässt insbesondere ältere Menschen im wahrsten Sinne des Wortes nicht mehr unter andere Menschen gehen oder gemeinsam Aktivitäten ausführen. Damit werden ihnen wichtige Quellen der Lebensfreude genommen. Ein älterer Mensch, der bis zur Erkrankung noch aktiv und lebensbejahend war, rutscht schnell in Abhängigkeit und Isolation. Einher gehen mangelnder Antrieb in Bezug auf Bewegung, gesunde Ernährung und Verhaltenstreue zur Medikamenteneinnahme. Dies schlägt sich erneut negativ auf die Erkrankung und den körperlichen Abbau nieder. Um diesen Teufelskreis gar nicht erst aufkommen zu lassen oder schnellstmöglich wieder zu durchbrechen, sollte nach der Herzerkrankung so bald wie möglich mit der körperlichen Mobilisierung begonnen werden und dieser regelmäßige Bewegungstherapie in Gruppen folgen. Wissenschaftliche Untersuchungen liefern den Beweis, dass hierdurch die seelische Verfassung und Lebensbejahung stabil erhalten werden können und damit auch der der Wille und das Bemühen, so lange wie möglich selbstständig zu bleiben.

## Leistungsfähigkeit und Trainingswirkungen bei älteren Menschen

Ein Großteil der Patienten zwischen 65 und 75 Jahren zeigen in Belastungstests Leistungen, die relativ gesehen denen von jüngeren Patienten nicht nachstehen. Dies gilt für beide Geschlechter, es gilt für Patienten nach Herzinfarkt, Klappenoperation und Bypassoperation. Daher können aus der Sicht des Herzens jüngere und alte Patienten problemlos gemeinsam Bewegungstherapie betreiben; diese gemeinsame Bewegung ist auch der Wunsch der meisten älteren Patienten.

Ältere Patienten profitieren von der Bewegung ebenso wie jüngere. Allerdings braucht der ältere Patient für das Erreichen dieser Wirkungen etwas mehr Zeit als der jüngere Patient. Sie können die Dehnbarkeit ihrer Muskulatur sowie die Beweglichkeit ihrer Gelenke verbessern, sodass der Alltag leichter zu bewältigen ist. Selbst 90-jährige Bewohner eines Seniorenheimes konnten durch 8 Wochen eines Krafttrainings an speziellen Kraftmaschinen ihre Muskelkraft und Muskelmasse deutlich verbessern. Ein Teil der Älteren, die vor dem Trainingsprogramm nicht mehr in der Lage waren, eine Treppe hoch zu gehen, konnten dies nach dem Training wieder tun. Auch seelisch haben sich diese Menschen nach dem Training besser gefühlt.

## Welche Bewegungsarten sind für ältere Patienten geeignet?

Bei der Wahl der Bewegungsarten sollten Sie besonders altersbedingte Einschränkungen am Bewegungsapparat berücksichtigen. Dies sind häufig Abnutzungserscheinungen der Gelenke und der Wirbelsäule sowie hierdurch bedingte Bewegungsbeeinträchtigungen und Beschwerden, ferner – insbesondere bei Frauen – die Knochenentkalkung, welche die Bruchgefährdung der Knochen bei Stürzen erhöht (siehe ▶ S. 92). Das Nachlassen von Reaktionsfähigkeit, Hör- und Sehkraft bringt eine gewisse Unsicherheit für die Ausübung bestimmter Bewegungsarten mit sich.

Wegen dieser Einschränkungen sind das Radfahren im Freien und das Skiwandern weniger günstig (siehe ▶ S. 36 und 41). Dagegen ist die Belastung auf dem Hometrainer eine ideale Bewegungsart: Die Hüft-, Knie- und Fußgelenke sind von der Körperlast befreit, und das Problem der Unsicherheit durch eingeschränktes Sehen, Hören und langsames Reagieren spielt ebenfalls keine Rolle. Aber auch das Gehen und Wandern sowie das Schwimmen sind ideale Bewegungsarten. Die Durchführung der Gymnastik empfiehlt sich sitzend auf einem Hocker. Hierbei entfällt das Problem mit dem Gleichgewicht, das häufig beim Üben im Stehen verunsichert. Bei der Dosierung der Bewegung verfahren ältere Patienten so, wie es auf den ▶ Seiten 21–23 allgemein empfohlen ist.

14

# Die ambulante Herzgruppe

Koronare Herzerkrankung, Herzklappen- und Herzmuskelerkrankungen sind chronische Krankheiten, das heißt sie heilen nicht komplett aus, sondern begleiten den Menschen im weiteren Lebensverlauf. Daher ist auch eine lebenslange Betreuung und Begleitung der Patienten notwendig. Neben einer individuell angemessenen Therapie mit Medikamenten hat sich die Betreuung in ambulanten Herzgruppen als wertvoll erwiesen. In diesen Gruppen treffen sich ausschließlich Herzpatienten, um 1- bis 2-mal wöchentlich, meistens abends, sich gemeinsam sportlich zu bewegen und die Umstellung auf die neue Lebenssituation zu üben. Auf diese Weise kann möglichen negativen Folgen der Herzerkrankung, zum Beispiel erneute Entwicklung von Risikofaktoren, Depression und Leistungsabbau, oder dem Fortschreiten der Erkrankung selbst entgegen gewirkt werden.

In der ambulanten Herzgruppe werden neben körperlichem Ausdauer- und Krafttraining, Gymnastik und Ballspielen auch Entspannungsübungen und Gruppengespräche angeboten. Die Gruppen werden von speziell geschulten Übungsleitern (Herztherapeuten) und einem Arzt geleitet. Bei Bedarf werden Ernährungsberater, Sozialarbeiter und Psychologen hinzugezogen.

Wie sehr gefragt die Herzgruppen von Patienten sind, zeigt ihre Entwicklungszahl: Während es 1978 in Deutschland erst 80 solcher Herzgruppen gab, stieg ihre Zahl 1981 auf über 300, Ende 2003 gab es bereits 6011 Herzgruppen. Im August 2009 waren mehr als 6600 Gruppen entstanden, in denen über 110 000 Patienten körperlich aktiv sind. Auch in der Schweiz findet das skizzierte Modell zunehmend Verbreitung, sodass derzeit dort über 100 Herzgruppen bestehen – mit steigender Tendenz. Um den Bedarf in Deutschland zu decken, ist allerdings ein Mehrfaches der jetzigen Zahl solcher Gruppen erforderlich. Die meisten Herzgruppen sind Sportvereinen und Volkshochschulen angeschlossen.

## Wann kann ich an einer Herzgruppe teilnehmen?

Die Einwilligung zur Teilnahme an einer Herzgruppe gibt der Hausarzt. Je nach Belastbarkeit Ihres Herzens stehen Ihnen 2 verschiedene Herzgruppen zur Verfügung, eine sog. Übungsgruppe und eine Trainingsgruppe:

In *Trainingsgruppen* werden Patienten aufgenommen, die bei einer Fahrradergometerbelastung im Sitzen etwa 75 W bzw. 1 W pro kg Körpergewicht und mehr leisten können, ohne Herzbeschwerden und Sauerstoffmangelzeichen im EKG zu bekommen. Auch ernst zu nehmende Rhythmusstörungen, eine große Herzinfarktnarbe sowie Pumpschwäche des Herzens dürfen nicht vorliegen.

Patienten, die eine Belastbarkeit von weniger als etwa 75 W bzw. weniger als 1 W pro kg Körpergewicht aufweisen, können sich einer *Übungsgruppe* anschließen.

## Was wird in Herzgruppen gemacht?

In den Übungsgruppen liegt der Schwerpunkt in der Regel auf Gymnastik und Ausdauerbelastungen wie Gehen und Fahrradergometertraining sowie Mannschaftsspielen mit mäßigem Anstrengungsgrad. In den Trainingsgruppen kommen vergleichbare Angebote zur Anwendung, jedoch wird anstelle des Gehtrainings ein Lauftraining durchgeführt. Für bestimmte Patienten kommt das Schwimmtraining oder Aquafit hinzu, sofern ein Bad mit Wassertemperaturen zwischen 29 und 33 °C zur Verfügung steht. Zum Abschluss einer Stunde werden in Übungs- und Trainingsgruppen kleine Mannschafts- und Ballspiele durchgeführt, die Spaß machen und schon die Vorfreude auf die nächste Herzgruppenstunde wecken. In vielen Herzgruppen gehören auch Übungen zur Entspannung und Verbesserung der Körperwahrnehmung zum festen Bestandteil. Sie haben zum Ziel, eine »innere Ausgeglichenheit« herbeizuführen und Anspannungssymptome abzubauen.

Die Herzgruppen beschränken sich jedoch nicht nur auf körperliche Aktivitäten. In Gruppengesprächen mit Arzt, Psychologe, Ernährungsberater und Übungsleiter kommen die Patienten zu Wort: Sie äußern Fragen und berichten über Erfahrungen, wie sie beispielsweise erfolgreich ihr Übergewicht reduziert oder das Rauchen aufgegeben haben. Häufige Fragen zielen auf die Urlaubsgestaltung, den Höhenaufenthalt, das Fliegen oder Klimaveränderungen. Auch die Sexualität ist ein Thema, das auf den Lippen brennt, ebenso Fragen zur Wirkung von Herzmedikamenten. Nicht selten stehen psychische Probleme und familiäre Konflikte im Zusammenhang mit der Erkrankung im Mittelpunkt des Lebens von Herzpatienten. Auch hier werden Gruppengespräche als eine wertvolle Hilfe empfunden, um zu lernen, mit den psychischen Folgen der Erkrankung fertig zu werden.

15

# Saunieren

Beim Saunieren wechseln Sie zwischen einem Aufenthalt in einer hohen Umgebungstemperatur und kurzen Kältereizen durch Luft oder Wasser. In der finnischen Sauna werden die hohen Temperaturen aufgrund der niedrigen relativen Luftfeuchtigkeit gut vertragen. Aber auch das Dampfbad mit seiner hohen Luftfeuchte (von 90%) wird gut toleriert, weil hier die Temperaturen mit etwa 50 Grad deutlich niedriger sind als in der finnischen Sauna. Durch den Wärmereiz wird die Kerntemperatur des Körpers von 37 auf ca. 38,5 °C erhöht, und er beginnt zu schwitzen. Mit dieser Wärmebelastung steigen auch Herzschlagzahl und Blutdruck an auf Werte wie etwa beim mäßig anstrengenden Laufen oder Radfahren. Saunieren ist dennoch kein Herz-Kreislauf-Training im eigentlichen Sinne und kann dieses auch nicht ersetzen, weil die Muskulatur nicht aktiv bewegt wird. Ein Kreislauftraining, das zu den erwünschten Effekten führt (siehe ▶ S. 7 ff.), macht den aktiven Einsatz von großen Muskelgruppen erforderlich.

Ernsthafte Herz-Kreislauf-Probleme sind in der Sauna selten. Dennoch empfiehlt sich der Verzicht auf das Saunieren

- in den ersten 3 Monaten nach Herzinfarkt;
- bei nicht ausreichend eingestelltem Bluthochdruck;
- bei schwerer Pumpschwäche des Herzens;
- bei Herzrhythmusstörungen, die medikamentös nicht zufriedenstellend eingestellt sind;
- bei akuten Infekten (z. B. Erkältung, Grippe).

## Wie ist das Saunieren zu gestalten?

Im Vergleich zu den üblichen Empfehlungen zum Saunieren für Herz-Kreislaufgesunde Personen sollten Herzpatienten folgende Änderungen vornehmen:

- In der finnischen Sauna sollte die Temperatur 80–90 °C nicht überschreiten.
- Dabei sollte die relative Luftfeuchtigkeit niedrig (unter 20%) gehalten werden, d. h. keine Aufgüsse! (Sie wissen aus schwülen Sommertagen, dass feuchte Hitze den Kreislauf stärker belastet als trockene Hitze.)
- Anfangs kurze Saunagänge vornehmen (z. B. 2-mal 5 Minuten). Bei guter Toleranz kann die Dauer langsam auf maximal 10 Minuten gesteigert werden.
- Auf der untersten Stufe liegen oder sitzen.

— Wenn Sie in der Sauna gelegen haben, sollten Sie vor dem Herausgehen einen Moment sitzen, damit sich die Kreislaufverhältnisse stabilisieren und Schwindel vermieden wird.

In jedem Fall sollte das *kalte Tauchbecken gemieden* werden. Insbesondere nach einer Wärmeexposition führt Eintauchen in kaltes Wasser zu starken Blutdruckanstiegen, die Werte von 280/140 mmHg und mehr erreichen können. Solche Blutdruckwerte werden von einem erkrankten Herzen kaum toleriert. Es kann zu akutem Sauerstoffmangel am Herzmuskel, zur plötzlichen Überlastung der Pumpleistung des Herzens oder auch zu ernst zu nehmenden Herzrhythmusstörungen kommen.

Nach jedem Saunagang sollten Sie sich schonend abkühlen, d. h. zuerst an der Luft, danach mit kühlem, dann kaltem Wasser aus dem Schlauch, und zwar von den Füßen beginnend aufwärts. Vor dem nächsten Saunagang ruhen Sie sich mindestens 20 Minuten lang aus.

16

# Wann sollten Sie keine Bewegungstherapie durchführen?

— Bei Temperaturen von über 25 °C im Schatten und hoher Luftfeuchtigkeit von über 85%;

— bei vollem Magen; auch nach einer kleinen Mahlzeit sollte 1 Stunde gewartet werden;

— wenn Sie sich in »schlechter Tagesform fühlen«, matt und abgeschlagen sind;

— wenn Sie eine akute Infektion haben;

— bei Fieber;

— bei leichten Herzbeschwerden schon vor der Bewegung;

— wenn Ihr Herzschlag neuerdings unrhythmisch ist, was Sie beim Pulsmessen als »Herzstolpern« spüren. Hierüber sollten Sie Ihren Arzt informieren.

# Überlastungsquellen des Herzens, die Sie umgehen können

▬ *Wettkampfmäßiges Betreiben von körperlicher Aktivität:* Hier ist an das Sportabzeichen gedacht, an den Ehrgeiz mit Stoppuhr und Bandmaß den früher einmal erreichten Leistungen nachzueifern, aber auch an viele Ballspiele wie Fußball, Tennis u. a. (siehe ▶ S. 44).

▬ *Bodybuilding und Trainieren mit schweren Gewichten,* welche das für Sie indivuduell ausgetestete und tolerierbare Gewicht überschreiten (siehe ▶ S. 47).

▬ *Trimm-dich-Pfad:* Er bietet viele Übungen, die zu einer für das Herz unkontrollierbaren Belastung führen können. Hierzu gehören folgende Übungen:
  ▬ *Kniebeugen:* Mit vielen Wiederholungen ausgeführt, steigt der Blutdruck und damit die Herzarbeit stark an. Kniebeugen sind auch ungünstig, weil sie die Kniegelenke ungesund belasten;
  ▬ *Liegestütze:* Hierbei wurden Blutdruckwerte von 270/150 mmHg und mehr gemessen. Solche Blutdruckwerte stellen eine akute Überlastungsgefahr für ein erkranktes Herz dar;
  ▬ *Klimmzüge* oder *Bauchmuskelübungen* (etwa in Rückenlage die Füße z. B. unter einem Schrank festklemmen und den Oberkörper aufrichten). Hierbei ist das Blutdruckverhalten ähnlich wie bei den Liegestützen.

▬ *Abweichen vom empfohlenen Trainingsprogramm:* Auch wenn Sie sich mal ungewöhnlich »gut in Form« fühlen, steigern Sie die Trainingsbelastung nicht auf eigene Faust!

# So führen Sie ein Trainingsbüchlein

Zu einer sorgfältig durchgeführten Bewegungstherapie gehört auch die Protokollierung dessen, was Sie an körperlicher Aktivität gemacht haben, wie lange Sie sich belastet haben, wie hoch Ihre Herzfrequenz dabei angestiegen ist, ob Sie Beschwerden hatten und wenn ja, welche, und wie Sie sich allgemein fühlten. Im Falle von Beschwerden nehmen Sie Ihre Aufzeichnungen mit zu Ihrem Arzt. Er sieht – in Ergänzung zu Ihren Untersuchungsergebnissen – wie diese Beschwerden zu bewerten sind und ob z. B. Ihre Medikamente oder Belastungsempfehlungen geändert werden sollten. Auf der folgenden Seite finden Sie ein Beispiel zur Führung eines solchen Trainingsbüchleins:

| DATUM | BEWEGUNGS-ART | DAUER DER BELASTUNG | HERZFREQUENZ VOR / WÄHREND BELASTUNG | HERZBE-SCHWERDEN | ALLGEMEINES BEFINDEN |
|---|---|---|---|---|---|
| 3. Juli | Ergometer-training mit 75 Watt | 20 Minuten | 71 / 100/106/104 | – | frisch |
| 4. Juli | Dauerlauf | 3 × 5 Minuten | 69 / 120/108/112 | Kurze vorübergehende leichte Druck in der Herz-gegend. Nach 2 Min. Erleichterung | Schwüregefühle. Temperatur um 26° C im Schatten |

19

# Ihre Ansprechpartner in Deutschland, Österreich und der Schweiz

Deutsche Gesellschaft für Prävention und Rehabilitation
von Herz-Kreislauferkrankungen e.V.
Friedrich-Ebert-Ring 38
D-56068 Koblenz
Telefon: ++49 (0)2 61 / 30 92 31
Fax: ++49 (0)2 61 / 30 92 32
E-Mail: info@dgpr.de
Internet: www.dgpr.de

Österreichischer Herzverband
Statteggerstraße 35
A-8045 Graz
Telefon: ++43 (0)3 16 / 69 45 17
Fax: ++43 (0)3 16 / 69 45 17
E-Mail: helmut.schulter@herzverband.at
Internet: www.herzverband.at

Schweizerische Herzstiftung
Schwarztorstrasse 18
Postfach 368
CH-3000 Bern 14
Telefon: ++41 (0)31 / 388 80 80
Fax: ++41 (0) 31 / 388 80 88
E-Mail: docu@swissheart.ch
Internet: www.swissheart.ch

# Sachverzeichnis

Printing: Ten Brink, Meppel, The Netherlands
Binding: Stürtz, Würzburg, Germany